临证治要

——赵氏四代中医医案精选

主　编：赵　郴

副主编：赵玄武　赵成果

编　委：贺双杰　陈　洁　文　婷　姜　果　熊　熙
　　　　彭　格　杨　珺　叶　杜　鲍一铭
　　　　李先兆　张登科　龙　岭　晏伟军

学术秘书：贺双杰　陈　洁

湖南科学技术出版社

图书在版编目（CIP）数据

临证治要 ： 赵氏四代中医医案精选 / 赵郴主编. —
长沙 ： 湖南科学技术出版社，2022.5
　　ISBN 978-7-5710-1498-8

　　Ⅰ．①临… Ⅱ．①赵… Ⅲ．①医案－汇编－中国－现
代 Ⅳ．①R249.7

　　中国版本图书馆 CIP 数据核字(2022)第 043217 号

LINZHENG ZHIYAO—ZHAOSHI SIDAI ZHONGYI YI'AN JINGXUAN
临证治要——赵氏四代中医医案精选

主　　编：赵　郴
出 版 人：潘晓山
责任编辑：李　　忠
出版发行：湖南科学技术出版社
社　　址：长沙市芙蓉中路一段416号泊富国际金融中心
网　　址：http://www.hnstp.com
湖南科学技术出版社天猫旗舰店网址：
　　　　　http://hnkjcbs.tmall.com
邮购联系：0731－84375808
印　　刷：长沙艺铖印刷包装有限公司
　　　　　（印装质量问题请直接与本厂联系）
厂　　址：长沙市宁乡高新区金洲南路350号宏之星工业园
邮　　编：410604
版　　次：2022 年 5 月第 1 版
印　　次：2022 年 5 月第 1 次印刷
开　　本：710 mm×1000 mm　1/16
印　　张：15.75
字　　数：225 千字
书　　号：ISBN 978-7-5710-1498-8
定　　价：58.00 元

序言

中医之医案是中医医师多年临床经验与学术素养的结晶，是中医学术价值的真凭实据，也是学医者必须认真研读和借鉴的教材。因此，国学大师章太炎先生说："中医之成绩，医案最著。欲求前人之经验心得，医案最有线索可循。寻此钻研，事半功倍。"

我的同窗学友赵郴主任医师，出生于中医世家，毕业于湖南中医药大学，质朴好学，勤谨临床，德艺双馨，已被评为长沙市名中医。赵君在繁忙的诊务之余，将其曾祖父赵秋雍老先生、祖父赵和正老先生、其父亲赵辉煌老先生及赵君本人之部分医案，整理成《临证治要——赵氏四代中医医案精选》一书。余有幸先拜读其样稿。该书精选了赵氏四代中医临床医案共130余则，包括内、外、妇、儿、五官针灸等多科疾病，以临床常见病为主，不乏一些疑难病案。余阅后觉得该医案集有如下特点：一是赵氏四代医脉相承，历时100余年，源远流长，其丰富的临床经验荟萃一著，十分珍贵。二是医案简洁真实，以病证为主，参考舌脉，客观记载证治疗效，实事求是，不在形式上为了追求所谓脉证相符而虚饰做作，其经验可靠。三是赵氏四代中医临床上善用经方治疗疾病，也兼用时方，没有门户之见，特别是其祖父赵和正老先生，身处乡村基层，早在20世纪50年代，为了提高疗效，就有中西医结合的意识和实践，这种博采众方、融汇新知的观念，值得发扬。四是该书还集中载录了一些临床少见的病证（如阴茎痰核、乌泡中毒等）及比较独特的治疗方法，不可多得。

赵氏佳作即将付梓，承蒙盛邀，感其济世传承之诚心，聊寄数语，以示推介与祝贺。

袁长津　壬寅春

前言

　　吾生于杏林世家，幼承家学，立志研习岐黄之术以济苍生。曾在湖南中医药大学深造获得医学硕士学位，又在中南大学湘雅二医院进修内分泌代谢病1年。现为长沙市中医医院（长沙市第八医院）主任医师，长沙市名中医赵郴工作室指导老师。

　　吾从事中医临床工作30余载，学贯中西，对于内科、妇科常见疾病有较丰富的诊治经验，尤擅长于治疗消渴（糖尿病）及其并发症、胸痹心痛（冠心病）、胃脘痛（胃炎、消化性溃疡）、湿温病（伤寒、副伤寒、新型冠状病毒肺炎之类疾病）、失眠、痛经、更年期综合征、严重小儿消化不良等疾病。对中医内科相关的疑难病如食管癌、中风后遗症、虚劳病有独到的治疗经验，对中医养生有较深入的了解和研究，能有效地指导患者进行养生、保健和锻炼。

　　赵氏行医自曾祖赵秋雍起传至先祖赵和正再至先父赵辉煌绵延至吾辈已有百余年，辨证施治，师承相传，自成一脉，既源于祖国医学之宗旨，又得益于渊博的家学经验，形成以人为本，以效为先，针对不同疾病采取中、西、草、针多种治法相结合，以治愈疾病为目的的实用临证学术思想。曾祖赵秋雍老先生是位有名的得道民间医生，所治诸多疑难杂病均有惊人的效果，因年代久远，其所记录的手稿资料大多流失。先祖赵和正老先生，临床医术精妙，治愈良多难以具体统计的疑难杂病，其行医足迹遍及邻近十余县；更善于总结临床经验上升为理论成果，倾其毕生心血，编撰成一部《病性处方学》共10册，约260万字，其中记录了很多疗效显著的验案，辑录了祖父终其一生行医的临床实践经验，是一部中医临床使用价值极高的自编书稿。先父赵辉煌老先生，精通内、外、妇、儿多科常见病的诊治，其经验和有效秘方非常之多，但因工作繁忙仅予零星总结，主要是以口口相授吾辈而已。

现将祖父的手抄本《病性处方学》及父亲口头相传和零星的手稿资料，以及自己30余年躬行践履所得的一些行之有效的真实病案，编辑总结成《临证治要——赵氏四代中医医案精选》一书，以供同道临床参考之用。本书总结了赵氏四代中医部分临证医案130余例，涉及内、外、妇、儿等多科病种，是赵氏四代行医临床实践的部分经验总结，体现了赵氏百年来家传的中医学术思想。本书所列均为真实的临床病案，按语部分记录了赵氏四代临床诊疗中辨证施治的思维及遣方用药的心得，以助读者更好地理解赵氏所传之诊疗经验和先辈之丰富学识。需要说明的是，临证治要，变化无穷，期读者当以探究原案为主，所加按语皆为笔者所抒心得，只是管窥之见，仅供参考。幸得此良机与同道及后辈分享吾赵氏之临床验要和浅薄学识，以期达抛砖引玉的作用。特别提示本书所使的方药一定要在遵从辨证论治，因人、因时、因地制宜的原则下使用，非中医人士一定要在具有中医执业医师资格并已注册的医生指导下用药。谨记！

本书成稿仓促，加之学识有限，在编著中难免有疏漏不足之处，希望同道提出宝贵意见，以便修订时进一步完善和提高。

赵　郴

于长沙市中医医院

目录

第二章 外科病证

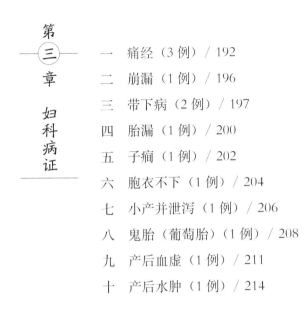

第

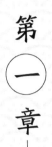

章——内科病证

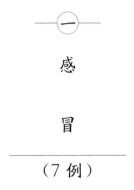

一

感 冒

（7 例）

医案 1

李某，女，26 岁，湖南长沙县人。

初诊 恶寒身痛微热 3 日。患者 3 日前因感受风寒后恶寒重，微发热，身痛，无汗，伴有口渴，无腹痛，腹泻。遂到门诊就诊。舌苔薄白，脉浮紧细。既往体质较弱，易感冒。中医诊断：感冒。中医辨证：风寒束表。治法：辛温解表，宣肺散寒。

方药 荆防败毒散加减。荆芥 5 g，防风 10 g，独活 10 g，柴胡 10 g，前胡 10 g，川芎 10 g，党参 15 g，羌活 10 g，桔梗 10 g，薄荷（后下）4 g，葛根 10 g，甘草 6 g。2 剂，水煎服。

二诊 服药后症状有所缓解，畏寒缓解，无发热，身痛好转，偶有口渴，伴有咳嗽，干咳无痰。舌苔薄白，脉浮紧细。

方药 止嗽散加减。荆芥 6 g，防风 10 g，陈皮 10 g，柴胡 10 g，川芎 10 g，党参 10 g，羌活 10 g，桔梗 10 g，薄荷（后下）6 g，紫菀 10 g，白前 10 g，百部 10 g，杏仁 10 g，甘草 6 g。3 剂，水煎服。

三诊 无畏寒及发热，无身痛，偶有咳嗽，干咳无痰，伴有神疲乏力。舌苔薄白，脉缓。

方药 玉屏散加减。荆芥 6 g，防风 10 g，白术 10 g，柴胡 10 g，前胡 10 g，党参 10 g，黄芪 15 g，桔梗 10 g，薄荷（后下）6 g，紫菀 10 g，前胡 10 g，百部 10 g，杏仁 10 g，沙参 10 g，麦冬 10，甘草 6 g。3 剂，水煎服。

按 本案为外感风寒邪，郁于肺卫，卫表失和的风寒感冒。《素问·阴阳应象大论》："其在皮者，汗而发之。"本案初诊先用荆防败毒散加减发汗解表达邪，二诊用止嗽散加减疏风散寒，宣肺止咳，三诊用玉屏风散加减宣肺止咳，祛邪扶正，使寒邪解，肺卫和，恶寒发热身痛症状皆除。

医案 2

洪某，女，37 岁，湖南衡东县人。

初诊 头身困闷，往来寒热 20 日。10 月间，雨天甚久，复抱心忧，精神被伤，又寒湿外浸，头身困闷，初则每日往来寒热数次，头痛，小腿肚胀，邀余诊之。舌苔白厚，脉浮有力。中医诊断：感冒。中医辨证：寒湿外袭，肝郁不舒。治法：散寒祛湿，解表疏肝。

方药 九味羌活汤加佛手。1 剂，水煎服。

服后寒热往来更数，家属另请医者前往，予清凉涤下诸剂，发热虽除，但舌苔白厚未撤，又以参芪益气，当晚昏糊。家人请问而不知答，或答音极微，医惊骇辞去。

二诊 家人急赴余所求救之，予诊脉不迟不数，胃气井然，依所见，证候虽逆，脉当不死。

方药 石菖蒲 12 g，西洋参（另煎兑服）6 g，附子 6 g，麦冬 12 g，藿香（后下）12 g，西党参 12 g，甘草 4 g。1 剂，水煎服。意以兴奋脑神经而复知觉。

三诊 脉象如前，颇能言语，知饥而食，舌干深赤，自诉胸中无烧灼等症状，此系两旬久热伤津，急以生津撤热，免再昏糊。

方药 高丽参（另煎兑服）6 g，天冬 9 g，麦冬 9 g，牡丹皮 9 g，天花粉 15 g，石菖蒲 6 g，甘草 4 g，生地黄 30 g。2 剂，水煎服。2 剂后增西党参 12 g 以益气，再服 2 剂。

四诊 神志清醒，但于晚间一时昏睡不语，舌红已去，脉搏加速。

方药 西党参 24 g，生地黄 24 g，天冬 12 g，天花粉 12 g，麦冬 12 g，牡丹皮 12 g，玄参 12 g，黄芪 12 g，天麻 12 g，石菖蒲 12 g，甘草 3 g。1 剂，水煎服。用金鸡纳霜丸 2 粒，有烦躁不宁之状，脉象归原。更方如下：西党参 12 g，麦冬 9 g，牡丹皮 9 g，天冬 12 g，泽泻 9 g，石菖蒲 12 g，石斛 9 g，花粉 15 g，甘草 3 g，生地黄 24 g。2 剂，水煎服。

五诊 神志全复，食欲已启，但身体不能坐立。

方药 玄参 15 g，麦冬 12 g，天冬 12 g，泽泻 9 g，石菖蒲 12 g，西党参 12 g，白芍 12 g，天麻 9 g，甘草 4 g，生地黄 24 g，黄柏 6 g。水煎服，4 剂而安。继服肉食补益之品而痊愈。

按 本案外感寒湿之邪初次表散不愈，寒渐发热或潮热数日或旬余，津液为热邪所灼，现舌赤干燥等症，当宜急以救未涸之津，佐以疏肝，或则未愈，继以生津泻火之药。观于本案洪某寒湿伤久亦全化为热，只用生津补液之品未用利湿之品，难获全效，后之观者当知所证矣。感冒病症，也当辨证论治，虽说当外感淫邪时，一般不宜使用补益药物，有闭门留寇之嫌，但如确实有阳虚、气虚或阴虚之证，当需使用适当补益剂，以达到扶正祛邪之目的。

医案 3

胡某，男，50 岁，湖南衡东县人。

初诊　头身痛、发热口渴 3 日。早 3 日前头痛身痛，烦热口渴口苦，喜冷饮，小便灼痛，无汗，苔白有津，脉紧而数。中医诊断：感冒。中医辨证：风热犯表入里。治法：辛凉解表，清肺泄热。

方药　银翘散加减。金银花 12 g，连翘 12 g，桔梗 9 g，薄荷（后下）3 g，牛蒡子 10 g，芦根 12 g，淡竹叶 6 g，黄芩 12 g，生石膏（打碎先煎）24 g，车前子（包煎）10 g，桑白皮 10 g，甘草 3 g。2 剂，水煎服。

二诊　服 2 剂没有出汗，其他症状未见进退，仍喜冷饮，舌脉如前。

方药　生石膏（打碎先煎）60 g，葛根 12 g，天花粉 12 g，知母 15 g，金银花 9 g，牛蒡子 9 g，黄芩 9 g，大黄 9 g，连翘 12 g，荆芥 9 g，甘草 6 g。2 剂，水煎服。

三诊　服 2 剂热尚未退，头身已不痛，口渴，小便灼如故，大便溏。苔黄，舌心尖夹绛红，无津，脉数有力。

方药　天花粉 20 g，葛根 18 g，芒硝（溶入汤液中服用）3 g，黄连 6 g，黄芩 9 g，黄柏 9 g，甘草 9 g，金银花 12 g，连翘 12 g，生石膏（打碎先煎）60 g。2 剂，水煎服。

四诊 服 2 剂热已减少。口渴、小便灼痛减，苔白，舌中尖不甚干、有津，脉数。

方药 生石膏（打碎先煎）30 g，天花粉 15 g，玄参 12 g，生地黄 12 g，麦冬 12 g，天冬 12 g，葛根 12 g，白芍 12 g，黄芩 12 g，黄连 9 g，甘草 9 g。2 剂，水煎服。

五诊 服 2 剂，发热已平，口已不渴，小便黄，大便黑，唯头眩，身倦，舌苔白有津，脉平。

方药 西党参 12 g，玄参 12 g，炙甘草 12 g，天花粉 12 g，枇杷叶 9 g，麦冬 12 g，天冬 12 g，白芍 12 g，川芎 9 g，陈皮 6 g。煎服 4 剂后诸症消除而愈。

按 本案患者首先头身痛，为热郁肌腠，卫表失和，肺失清肃。继而烦热口渴，小便灼痛，无汗而脉浮紧数，此乃风热犯表入里之候，如不及时治疗，遏制病情，则可发展为肺热病。初服方后，未见汗出，故原方重用生石膏。服 2 剂后，热尚未退，但头身已不痛，仍见口渴尿灼，前方加天花粉养阴生津。四诊时诸症皆减，表热已除，热病后期，伤津耗气，当以养阴生津为主。五诊再随症加减进 4 剂痊愈而安。

医案 4

曹某，女，14 岁，未婚未育，湖南衡东县人。

初诊 发热身痛，伴少腹胀满，小便不利 3 日。初则身体不和，渐发热身痛，少腹膨胀突起，不久隆升脐上，打之如鼓响，按之自觉钝痛，小便点滴而出。常自汗口渴，浸湿下衣。两脚乏力，无法站立。纳差，体温 38 ℃。诸医未减其苦，求余诊之。见舌红，苔白，脉细数。中医诊断：感冒。中医辨证：太阳腑证。治法：清热解表，攻瘀逐水。

方药 茯苓 6 g，猪苓 6 g，泽泻 10 g，厚朴 9 g，三棱 9 g，莪术 9 g，火麻仁 12 g，牛蒡子 4 g，大黄 9 g，金银花 4 g，甘草 3 g，牡丹皮 6 g，枳实 12 g。1 剂，水煎服。

二诊 服前药时呕逆，间断鼻衄血，大便灌肠后方通。

方药 桃核承气汤加减。大黄（后下）18 g，芒硝（溶入汤液中服用）6 g，黄柏 9 g，炙甘草 3 g，桃仁 9 g，黄连 6 g。4 剂，水煎服。

三诊 服药 4 剂后腹膨胀退至脐下，食欲也开，小便已近正常，但热灼，大便未能通畅，脉数有力。体温 37.8 ℃。

方药 酒大黄（后下）12 g，厚朴 15 g，芒硝（溶入汤液中服用）3 g，白芍 9 g，法半夏 9 g，黄连 9 g，黄柏 9 g，桃仁 9 g，酒柴胡 9 g，郁金 6 g。生姜汁（兑服）5 mL。水煎服，进 2 剂而安。

按 太阳病是六经病之一。太阳病包括经证和腑证。多由外感风寒所致。经病包括太阳中风与太阳伤寒，腑病包括太阳蓄水证和太阳蓄血证。太阳蓄水证是指太阳邪热随经入腑，膀胱气化不行，水热互结所致小便不利之证。《伤寒论·辨太阳病脉证并治》："若脉浮，小便不利，微热消渴者，五苓散主之。"太阳蓄血证是多由太阳病不解，瘀热随经，内结膀胱所致，《伤寒论·辨太阳病脉证并治》："太阳病不解，热结膀胱，其人如狂，血自下，下者愈。其外不解者，尚未可攻，当先解其外。外解已，但少腹急结者，乃可攻之，宜桃核承气汤。"本案患者发热身痛，少腹膨胀，小便点滴而出，自汗出，口渴，脉细数，当属太阳蓄水兼蓄血证候，故先解表清热破气。二诊呕逆，大便不通，鼻衄血，此为太阳不解，瘀热随经所致。

蓄水证已解，现可攻之，予桃仁承气汤加减服用后诸症皆除。注意：本证方药孕妇禁用。

医案 5

金某，女，51 岁，湖南衡东县人。

初诊 恶寒发热 10 余日，晕厥 2 次。患者家属代诉 10 日前恶寒发热，觉头晕，心中不适，纳差，晚间寒战继而发热，2 小时后缓解，第 2 日晚又发畏寒发热，呕吐，静脉注射葡萄糖 4 支，随后昏厥 1 次，醒后数日觉心悸躁扰，复服大黄知母寒凉之剂，前往排便时忽然晕厥仆于地，家人将人抬入房中后急忙求诊，针刺少商后，四肢能动，不能说话，体温 36 ℃。入院后请余会诊，查苔白有津，脉细弱。中医诊断：感冒合厥证。中医辨证：风寒束表，元气素虚，清阳不升，神明失养。治法：辛温解表，回阳醒神。

方药 桂枝 9 g，西党参 9 g，川芎 9 g，防风 9 g，陈皮 9 g，石菖蒲 9 g，白芍 9 g，麻黄 9 g，制附子（先煎）12 g，甘草 3 g。2 剂，水煎服。

二诊 服 1 剂即能言，神志没有完全清楚。服 2 剂神志恢复正常，微热而有汗，小便灼，口苦，头晕头痛，心悸，口不渴，胸闷而喘，身微痛，体温 37 ℃，后询问情况，自诉静脉注射葡萄糖后觉胸中胀满而心悸随后昏迷。苔白有裂纹，脉细弱。

方药 紫苏子 12 g，桔梗 9 g，陈皮 9 g，西党 9 g，紫菀 9 g，茯苓 9 g，当归 9 g，甘草 3 g。水煎服，3 剂而安。

按 本案病属感冒合厥证。《素问·骨空论》："风者百病始也……风从外入，令人振寒，汗出头痛，身重恶寒。"感冒初起，多属太阳病证，依法均当汗解。患者初期表现为畏寒发热，头晕，呕吐等症状，本为风寒之候，应属桂枝汤证，当以辛温解表，患者误投寒凉之剂，汗不易出，病邪难以外达，反致不能速解，反而发生变证，发为寒厥，故见突然昏仆，言语謇涩，方用桂枝汤调和营卫，用麻黄发汗，使邪气从表而解。佐以一味附子回阳救逆，配伍石菖蒲醒神开窍，后继加用行气化痰之品以化痰郁之邪。此案标本兼治，故获效较快。

医案 6

彭某，男性，25 岁，湖南衡东县人。

初诊　发热伴腹痛 1 个月。因外感后，发热恶寒，咳嗽，腹胀痛，喜热饮，右上腹部胀痛向右背放射，如此约月余才求诊之。查面形瘦削，舌苔少，脉细弱偏数。中医诊断：感冒并腹痛。中医辨证：外感风寒，脾胃气滞阴虚。治法：解表散寒，行气滋阴。

方药　柴胡 9 g，桂枝 9 g，厚朴 9 g，苍术 9 g，玉竹 12 g，麦冬 15 g，茯苓 9 g，豆蔻（后下）9 g，防风 6 g，甘草 3 g，生姜汁（兑服）10 mL。7 剂，水煎服。

二诊　服 3 剂后烦躁不宁，再服 2 剂诸症大减，但咳嗽略带血丝，脉搏 90 次/min，服完最后 2 剂，发热腹痛全除，不再服任何药物，体安如常。

按　本案患者外感风寒，平素阴虚气滞。其治法当以解表散寒，滋阴行气。予以自拟方，二诊初服 3 剂烦躁不宁，见于《伤寒论》："伤寒发汗已解，半日许复烦，脉浮数者，可更发汗。"为外感病所致烦躁，宜续服。故续服 2 剂诸症大减。5 剂服完后痊愈。

医案 7

蒲某，男性，32 岁，湖南衡东县人。

初诊 发热伴大便干结 1 个月。因体质虚弱，夏季感冒，病症已月余。诸医未能获效急邀余诊。现患者日夜发热，汗流如珠透湿衣服，小便灼痛，偶见耳聋，大便 2～3 日一行，干结难下。咽干，微渴。舌质干光，伸出不能，脉细弱而数。中医诊断：感冒。中医辨证：外感邪热，阴虚肠结。治法：滋阴解表，润肠通便。

方药 加减葳蕤汤合增液承气汤加减。白薇 30 g，玉竹 20 g，麦冬 6 g，天冬 6 g，大黄（后下）6 g，知母 6 g，白芍 6 g，甘草 15 g，玄参 9 g，党参 20 g，生地黄 24 g，玄明粉（溶入汤液中服用）6 g。3 剂，水煎服。

二诊 服 2 剂汗歇止，3 剂后热减大便通。

方药 麦冬 9 g，天冬 9 g，石斛 9 g，玄参 15 g，玄明粉（溶入汤液中服用）3 g，党参 20 g，甘草 3 g，生地黄 12 g，蚕沙（包煎）10 g。5 剂，水煎服。

三诊 服 3 剂，热时有汗，每日只现 1 次，大便稍干，舌上有津而滑，脉搏 90 次/min。

方药 玄参 24 g，生地黄 12 g，麦冬 12 g，天冬 12 g，枸杞子 12 g，黄芩 9 g，白薇 9 g，白芍 9 g，陈皮 9 g，五味子 9 g，甘草 6 g，生地黄 15 g，生石膏（打碎先煎）15 g。5 剂，水煎服。

服 2 剂而安，热退，大便稀，舌上有津，精神食欲正常。继以白米芝麻粥补益而康复如常。

按 本案患者素体阴虚，表虚不固，营中之火独旺于外，蒸热迫津外泄则汗，故日夜发热，汗流如珠。《重订通俗伤寒论》："阴虚之体，感冒风温，及冬温咳嗽，咽干痰结者。"因素体阴虚，感受外邪，易于化热，且阴虚生内热，故见咽干，舌红，脉数等症。因素体阴亏，大肠失于濡润，故大便干结。其治法当以滋阴解表，润肠通便，故予以加减葳蕤汤合增液承气汤加减，患者脉细弱，故加党参益气生津。二诊服2剂汗歇止，表证大减，治疗上以滋阴通便为主，予以增液承气汤加减。因南方地区，多潮湿，病易夹湿，予以蚕沙祛湿。三诊以增液生津为主。加以陈皮、黄芩，防滋腻太过，加石膏清余热，2剂后痊愈。

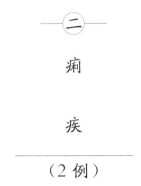

二

痢

疾

（2 例）

医案 1

阳某，男，29 岁，湖南衡东县人。

初诊 反复下黏液血便 1 个月。于 1 个月前食用不洁之食物后感腹部不适，初每日泻 2～3 次，继而黏液血样便，里急后重，日夜排便多则 40 余次，每次量少，口渴饮冷饮，尿赤而灼，烦扰不宁。舌色潮红无苔，脉搏沉细而弱。中医诊断：痢疾。中医辨证：肠道湿热兼津虚气弱证。治法：清热利湿，固津益气。

方药 芍药汤加减。白芍 18 g，当归 12 g，槟榔 10 g，生石膏（打碎先煎）12 g，生地黄 12 g，金银花 15 g，天花粉 15 g，槐花 15 g，黄连 9 g，黄芩 9 g，石柱参 9 g，甘草 3 g，肉桂（后下）2 g，广木香 3 g。3 剂，水煎服。

二诊 食欲改善，痢下次数减半，口渴止，自能行走，脉搏一息六至。

方药 白芍 18 g，生地黄 18 g，当归 30 g，黄连 6 g，金银花 15 g，生石膏（打碎先煎）15 g，天花粉 15 g，石柱参 6 g，肉桂（后下）3 g，甘草 3 g，广木香 3 g，厚朴 9 g，黄芩 9 g。3 剂，水煎服。食欲正常，舌苔薄白，脉平，复以滋阴养脾而安，痢疾已愈。

按　凡外感寒湿暑热或饮食所伤导致脾胃运化功能失调，清浊不分发为痢疾。本案患者是长期下黏血，气血皆从肠而外泄，故津亏血弱，湿热壅塞肠道，腐蚀气血，化而为黏液脓血。湿热内侵，更伤津元，津血内伤，神失其养故心神烦躁不宁，口干饮冷饮，小便赤灼。治以清热利湿，速固津血，用芍药汤清湿热，加石柱参、生地黄、天花粉之类急以存阴救逆，使湿热清，阴精复而痢自愈。

医案 2

赵某，男，6 岁，湖南衡东县人。

初诊　下赤冻伴发热 2 日，皮肤出现红疹 1 日。患儿其母诉前 2 日，每日夜下痢赤冻 20 余次伴发热。乡间麻疹流行，小孩几乎无人能免，后背部现粟粒大小红点 1 日，发热不退。舌尖鲜红、苔薄黄，脉细数。中医诊断：痢疾并麻疹。中医辨证：麻毒内犯肠道，外袭肌表。治法：清热止痢，宜肺透疹。

处方　急肌内注射盐酸吐素（为 20 世纪，50～60 年代使用退热注射剂，现已淘汰），每日 1 次，每次 1/3 支，连用 2 日。

二诊　下痢顿减，发热如故，余度之必是麻疹之热，随后麻疹标显，口环略现，胸背皆是粟粒样红疹，其色淡红，粒不突起，口渴舌烂，精神如常。

方药　西党参 15 g。3 剂，水煎服。

服 1 剂后淡红疹已全退，热亦退，口不大渴，安静能眠。服 2 剂后痢疾痊愈。第 3 剂巩固疗效。

按 小儿麻疹痢疾中医典籍记载由来已久。医书云麻疹呈头 3 日而毒始透，而达四肢全身。本案服用党参 1 剂后疹子现 1 日就收，且四肢毫无麻疹。依往昔之麻疹医书，预后不良。但此案患儿精神如常，静而能眠，预后佳良。本案之痢疾，皆虚证耳。故予以党参旋而得愈。后经数次麻疹之流行，尚未见其再发矣。医者不可不察患者之正气，即现代医学的免疫功能，若一味妄施清热大剂，绝不危殆乎！更不可拘泥于古人书本而不知变达。

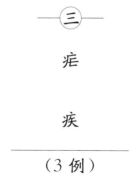

（3 例）

医案 1

肖某，男，43 岁，湖南衡东县人。

初诊　寒热交作 3 个月，下肢浮肿 10 日，伴昏厥 3 次。症状：先寒后热，发作不定，或每日 1 发，或间日 1 发。如发作时不论喝多少盐水，口亦不觉其咸，如服盐规片，即奏一旬或二旬之休止。经过 3 个月，而本药效率愈减，体力亦衰，因而下肢浮肿旬日，肝部亦肿，而继则延及胃部并右肾部均肿而痛，按压尤甚。患者自忆平素体质差，自服生姜，疼痛愈烈，因而手足逆冷、昏愦神迷。计有 3 次昏厥时自道某鬼所附，呢喃不休。醒后仍有胃及右腰痛，肛门肿，大便排出甚难。苔白滑，脉弦细。患者平素体质不壮，幼时常患咳嗽。曾经传染眼疾，服姜附效果明显，显虚寒体质。本处秋间，恶性疟疾流行时，患者亦被传染。中医诊断：疟疾。中医辨证：邪盛正虚。治法：扶正祛邪，脉搏百至，体质极衰，故下肢浮肿，证候凶险，若骤以清凉消肿之品，体虚恐难胜其寒伐之药力，宜先用生猪肝焙其本而兼有排泄之功，继以次方行气祛湿化积，以 3 方杀其疟虫，4 至 5 方益气补血，疏肝止痛。先后具服，或可致效，否则必危矣。

方药　生猪肝 250 g，如平时做羹服，连用 2 日。

二诊 肛门肿消，排便轻快，诸痛亦减，食后亦易消，肝部寻按肿部缩小，但疟发时下肢浮肿甚，休息时减轻。

方药 西党参 16 g，当归 9 g，川芎 9 g，陈皮 9 g，白芍 12 g，三棱 3 g，莪术 3 g，鸡内金 12 g，广木香 6 g，厚朴 3 g，砂仁（后下）6 g。2 剂，水煎服。

三诊 肝部肿痛又减，下肢肿更增，耳鸣头眩、口苦。

方药 盐规片 2 片，每次 1 片，每日 2 次；乳糖 1.0 g。和匀于盐规片并服。

四诊 肝部、右腰、肛门肿痛再减，汗出遍身作痒，下肢浮肿全消，少腹不胀，脉细弱。

方药 西党参 12 g，白术 12 g，生地黄 12 g，牛膝 12 g，当归 12 g，川芎 6 g，莪术 6 g，柴胡 6 g，甘草 4 g，陈皮 9 g，大枣 2 枚。连服 4 剂后加盐规片 2 片（每次 1 片，每日 2 次）。

五诊 疟止足能行走，耳鸣头眩均减。

方药 生猪肝 250 g，如做羹服，连用 5 次。效果，食欲大增，肿痛全消，疗养数个月，平安如常。
第 2 年 9 月疟疾复发。

初诊 咳嗽，肝部又肿痛，但不如前次之甚。

方药 羌活 6 g，细辛 3 g，香薷 9 g，附子 9 g，法半夏 9 g，猪苓 9 g，

茯苓 9 g，续断 9 g，苍术 9 g，甘草 3 g，生姜汁（兑服）5 mL。1 剂，水煎服。

二诊　未见进退。

方药　白芍 12 g，附子 9 g，桂枝 9 g，厚朴 6 g，干姜 3 g，黄连 2 g，艾叶 3 g，青皮 3 g。6 剂，水煎服。

三诊　疟病与肿痛具减，舌薄白，脉平无力。

方药　猪肝 250 g，如做羹食照量连食 5 日。疟病得安，肿痛亦痊愈。

按　感受疟邪是疟疾的病因，其病位多在少阳，所谓"疟不离少阳"，伏于半表半里之间，出与营卫相搏，正邪相争，阴阳相移。阴盛阳衰则恶寒战栗，阳盛阴衰则壮热口渴，至正胜邪退，疟邪伏藏则发作停止。疟疾乃暑季疟邪内侵，暑必兼湿。该患者素体虚衰，疟疾数月，虚不耐攻伐。故该案治疗过程中并没有按照和解少阳去着手，而先予生猪肝补肝气、强少阳，扶其体质，方药调理其脾胃，祛其湿邪，再予盐规片杀疟，再止痛，后再补虚，活血祛瘀。对于久病多虚、久病多瘀，虚不耐攻伐，固本祛邪均运用得当。治疗中祛邪与扶正两不误，故获良效。

医案 2

颜某，男，20 岁，湖南衡东县人。

初诊　恶寒无热、全身水肿 10 余日。暮秋发病，有疟疾流行和接触史，现恶寒，无发热，每夜 1 次，同时出现全身水肿，伴有泄泻，而夜中咳嗽不宁，不能安枕，整晚不能入睡，自诉喉中如食辛辣而感觉疼痛。既往体健。唇舌浅白，脉细而迟。中医诊断：疟疾合水肿。中医辨证：疟邪入侵，寒湿水饮内盛。治法：温阳达邪，散寒截疟，通阳利水。

方药 柴胡桂姜汤加减。桂枝9 g，草豆蔻9 g，大腹皮9 g，柴胡10 g，车前子（包煎）10 g，生姜9 g，茯苓24 g，苍术12 g，白术12 g，薏苡仁15 g，广陈皮9 g，甘草3 g，肉桂（后下）2 g。3剂，水煎服。

二诊 泄泻止，咳嗽如故，恶寒减。治以健脾化湿利水。

方药 肉桂（后下）4 g，山药9 g，生姜9 g，苍术15 g，白术24 g，车前子（包煎）9 g，薏苡仁18 g，茯苓30 g，砂仁（后下）6 g，甘草3 g，陈皮10 g。3剂，水煎服。

三诊 夜中方有发热，睡眠情况较前好转，小便次数增多肿胀亦减，食欲增加。

方药 肉桂（后下）4 g，白术20 g，苍术12 g，桂枝9 g，砂仁（后下）9 g，薏苡仁12 g。4剂，水煎服。服后小便长，食欲恢复，行动如常。

按 本案初期外感疟虫咳嗽、泄泻，恶寒，诊断寒疟故首用温阳达邪之药，肺经受邪不通调水道，日久气血不足，脾失健运，水湿内聚，本案是为寒疟，阳虚水湿蕴结。消水肿方药全是温热利湿之品，使寒去湿除，小便畅利而全身水肿亦去，故用数剂而见效矣。

医案 3

方某，男，32岁，湖南衡东县人。

初诊 寒热交替发作13日，双足浮肿6日。患者因初发恶性疟疾，元气受伤，水液停留于下肢，故足先浮肿。渐久达及胸膛，每日发疟1次，病者急求诊。察舌苔白滑，脉洪而数。中医诊断：疟疾并水肿。中医辨证：邪犯少阳，脾气受损，水液不寻常道，蕴结肌肤。治法：利水渗湿，和解少阳。

方药　厚朴 9 g，苍术 12 g，桔梗 9 g，茯苓皮 9 g，木通 9 g，广陈皮 9 g，车前子（包煎）9 g，甘草 3 g，麻黄 4 g，滑石（包煎）15 g。4 剂，水煎服。

二诊　汗出而肿略消，疟间日一作。脉弦数。

方药　白术 12 g，麻黄 2 g，茯苓皮 24 g，泽泻 9 g，广陈皮 9 g，大腹皮 9 g，木通 9 g，甘草 3 g。4 剂，水煎服。

三诊　食欲大开，水肿全消，疟亦且止。脉洪滑不速，口微苦，大小便调和。

方药　白术 15 g，茯苓皮 24 g，党参 12 g，泽泻 9 g，大腹皮 9 g，猪苓 9 g，广陈皮 9 g，桂枝 6 g，麻黄 2 g。2 剂，水煎服。效果明显，精神强健，自后疟亦未见复发。

按　疟毒侵犯肝胆，进而寒热交作，肝郁犯脾，脾不化水，下肢水肿。由于疟毒刺激毛细血管壁内皮细胞功能分泌亢进，然滤出液不能为淋巴管吸收时，遂留于组织间腔，而成水肿。复病新增疲惫，回流因以所瘀，故先从下肢肿起，渐而波及上身。拟方全以利水之药为主剂，辅以麻黄、陈皮、大腹皮、厚朴开通组织间腔，遂佐以盐规片祛除疟毒，使闭者开，瘀者畅，毒素消，肿自全消矣。本案在祛邪时予以健脾利水消肿，攻补兼施。

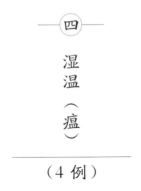

四
湿
温
（瘟）
（4 例）

医案 1

周某，男，36 岁，湖南长沙县人。

初诊 患者午后发热至 38.6 ℃，伴口干口腻，欲饮温水，微咳出汗、畏寒 2 日。门诊疑"新型冠状病毒肺炎"收入发热门诊。核酸检测呈阴性，血生化检查正常，血常规：白细胞偏低，淋巴细胞百分比偏高。给予输液抗感染、抗病毒治疗 2 日无效，午后发热更剧达 39 ℃。请中医会诊处理。查看患者全身困倦酸楚，头重乏力，咳嗽咳白痰，汗出黏手，小便稍黄灼，大便稍溏，口渴饮温水，午后发热后伴有畏寒。舌红苔黄腻，脉滑数。既往体健，否认疫区旅居史。中医诊断：湿温。中医辨证：湿郁化热兼脾气亏虚症。治法：利尿清热，化湿健脾。

方药 甘露消毒丹加减。茵陈 15 g，藿香（后下）15 g，豆蔻（后下）6 g，石菖蒲 12 g，滑石（包煎）15 g，芦根 10 g，扁豆 15 g，冬瓜皮 15 g，车前草 15 g。3 剂，水煎温服。暂停输液，忌油腻生冷之食物，避风寒。

二诊 诸症悉减，仍感乏力，舌苔稍腻，脉滑无力，方已对证，上方去茵陈、滑石，加白术 10 g、太子参 10 g。再进 6 剂，水煎温服以巩固疗效，后痊愈出院。

按　湿温致病的主因是外感湿热之邪。薛生白言："太阴内伤湿饮停聚，客邪再致，内外相引，故病湿热。"本病初起邪从外受，困遏卫阳，故亦有卫分见证，但为时甚短。湿邪侵犯三焦，气机受阻，郁而化热。发热门诊大量输液致使水湿之邪加重，湿郁化热更甚，故发热加重。中焦脾胃为气机升降出入气化之枢纽，故化湿清热同时一定要兼顾健脾，以化湿并佐以利尿使湿热之邪有出路，治疗的关键是化湿而健脾，利尿更是化湿不可少的重要环节。故"化湿不利其小便，非其治也"。本案因证选方正确，故获良效。

医案 2

钱某，女，43 岁，湖南长沙县人。

初诊　发热伴腹痛、腹泻 1 周。患者 1 周前因淋雨后，出现恶寒发热，头身困重，伴腹痛、腹泻，泻水样便，每日 3～4 次。今求诊，现症见：恶寒发热，无汗，身体酸软无力，食欲不佳，大便稀，体温 38.5 ℃。舌苔白腻，脉濡缓。中医诊断：湿温病。中医辨证：湿郁卫分证。治法：健脾化湿利水。

方药　化湿醒脾汤（自拟方）。茯苓 15 g，茵陈 10 g，白术 12 g，扁豆 10 g，藿香（后下）15 g，豆蔻（后下）10 g，车前子（包煎）10 g，芦根 15 g。7 剂，水煎服。

二诊　服药 7 剂后，腹痛、腹泻已愈，仍有低热，体温 37.5 ℃，食欲好转。舌苔薄白，脉缓。守上方，继服 7 剂，诸症悉除。

按　本案主要是由湿热病邪引起的外感热病即湿温病。其发病与人体的脾胃功能状态有着密切的关系。正如章虚谷所言："湿土之气同类相召，故湿热之邪始虽外受，终归脾胃。""人身阳气旺，即随火化而归阳明，阴气虚，即随湿化而归太阴。"湿属阴邪，其性重浊黏滞，与热相合，蕴蒸不化，胶着难解。化湿醒脾汤是根据伤寒湿郁卫分证的这一病因病机来组方的，以芳香化浊、健脾祛湿为主，根据不同证型而加减化裁。方中藿香、白豆蔻、茵陈芳香化湿除浊兼以透表，为君药；茯苓、白术、扁豆健脾益气，为臣药；车前子利小便，使湿浊之邪有出路，为使药。诸药合用，化湿健脾利水，使湿邪得化，脾气得运，故诸症悉除。

医案 3

马某，女，13 岁，湖南衡东县人。

初诊 患者家属代诉，正值仲夏，患者于 10 日前患痢疾，腹痛里急后重，于 7 日后治愈，近 3 日无大便，昨日又泻泄白痢，下午开始发热，恶心呕吐，四时许昏迷，不能言语。入院时体温 40.6 ℃。大小便失禁，昏睡鼾声，右侧半身不灵活。舌苔白厚，左脉沉数而滑，右脉沉数而细。入院西医诊断：流行性乙型脑炎。请中医会诊。中医诊断：暑温。中医辨证：外邪蕴结肠道，气营两燔，热扰神明。治法：清气凉营，解毒开窍。

方药 生石膏（打碎先煎）30 g，天花粉 20 g，忍冬藤 20 g，山药 15 g，青竹茹 15 g，莲子心 12 g，党参 12 g，黄连 9 g，黄芩 9 g，马齿苋 20 g，甘草 9 g，蜈蚣 1 条，全蝎 1 只。1 剂，以水 1000 mL 先煮石膏 15 分钟，再纳诸药，更煮至 300 mL，分 6 次服，1 小时 1 次。安宫牛黄丸每次 1 丸（3 g），每日 2 次。白开水送下。

二诊 神志完全清醒，体温正常，自觉病情大有好转，无恶心呕吐，右侧肢体恢复正常，但乏力，食欲不振。脉缓和，但右部仍沉细，舌苔白厚大减。

方药 党参 10 g，山药 10 g，天花粉 10 g，青竹茹 10 g，生牡蛎（先煎）10 g，甘草 9 g。1 剂，水煎服。

三诊 病情好转，无头晕头痛，无恶心呕吐，大小便正常但感倦怠乏力，脉缓和，右较有力。再服前方 2 剂。

四诊 体温正常，精神良好，食欲增进，无头晕头痛，诸症已愈。舌苔正常，脉象缓和，一息四五至。

方药 山药 20 g，党参 15 g，白术 10 g，扁豆 10 g，金银花 10 g，甘草 15 g。水煎服，3 剂后。痊愈出院。

按 本案患者 10 日前感染痢疾，治疗后好转，但随后出现高热昏迷，不能言语。夏秋季节，暑湿秽浊，疫毒易于滋生，患者先前为湿热或暑湿之邪内侵肠道，而成痢疾。暑湿疫毒之邪侵及阳明气分，进而内窜营血，则出现神昏不能言语。故此案当归于暑温病范畴。故治疗当清气凉营，解毒开窍。首诊重用生石膏、天花粉、忍冬藤清热泻火解毒，而患者原有痢疾泄泻史，故配用党参、山药平补之品益气护胃，避免苦寒清热太过，伐伤胃气。1 剂而神清热退，效果可谓立竿见影。患者病情好转后，予温病八法之补法，滋养肺胃，数剂而愈。

医案 4

萧某，男，17 岁，湖南衡南县人。

初诊 发热 9 日神昏谵语 5 日，乏力伴鼻出血 3 日。患者过早婚配，精气亏损，平时体虚容易感冒。于 9 日前发热，乏力 3 日，伴有鼻出血，无咳嗽，头痛，3 日后出现高热，神昏，谵语，第 8 日病情加重，遂住院诊治。请中医会诊查看患者浅昏迷状态，脉搏无神，法在不治。大剂清热或可挽救。舌尖红，苔白滑，脉数。中医诊断：风温。中医辨证：瘟疫热毒，热扰神明。治法：清热解毒，凉血安神。

方药 清瘟败毒饮加减。天花粉 20 g，生地黄 20 g，连翘 10 g，牡丹皮 10 g，玄参 10 g，麦冬 10 g，黄芩 10 g，牛蒡子 10 g，黄连 6 g，石柱参 10 g，生石膏（打碎先煎）20 g。1 剂，水煎服。

二诊 患者热减神清，舌赤而燥转动受限，按脉数而有力，方已对证。

方药 大黄 6 g，玄参 10 g，栀子 10 g，黄连 10 g，黄柏 10 g，黄芩 10 g，牡丹皮 10 g，麦冬 10 g，甘草 5 g，生地黄 10 g，生石膏（打碎先煎）20 g。初剂下痢 1 次，再剂加鲜竹沥（兑服）10 mL，天花粉 15 g。2 剂，水煎服。

三诊 热度已减，高热转为潮热，潮热时，亦发谵语，无热时神识清明，自觉心中有热烧，口渴喜凉。舌焦赤如故，苔仍赤糙，脉数。

方药 大黄 6 g，玄参 12 g，麦冬 16 g，黄连 3 g，牡丹皮 10 g，栀子 10 g，黄柏 10 g，黄芩 10 g，天花粉 15 g，甘草 3 g，生石膏（打碎先煎）30 g，鲜竹沥（兑服）10 mL，生地黄 15 g。3 剂，水煎服。

四诊 神志清楚，呼吸微促，苔仍赤糙，脉细弱数。

方药 天花粉 10 g，生地黄 10 g，玄参 10 g，栀子 10 g，麦冬 10 g，黄连 10 g，白芍 10 g，牡丹皮 10 g，黄芩 10 g，黄柏 10 g，甘草 5 g，生石膏（打碎先煎）20 g，鲜竹沥（兑服）10 mL。1 剂，水煎服。

五诊 发热，谵语又发，脉搏如前。

方药　大黄（后下）10 g，芒硝（溶入汤液中服用）10 g，白芍 10 g，牡丹皮 10 g，枳实 10 g，厚朴 10 g，犀角 10 g，天花粉 10 g，生地黄 20 g。1 剂，水煎服。

六诊　热退，神清，口渴，舌赤有津，脉细数。上方再服，恢复如常，经调理半个月而安。

按　本案系风温化热的实证，虽然病者津液剥丧已多，但年纪尚轻。凡是热邪亢盛，津液已伤之体，本勿拘泥下多亡阴以致不救。清瘟败毒饮能通泻三焦之热，可清泻气分上下之火邪。对于本案高热、谵语、神昏疗效明显。

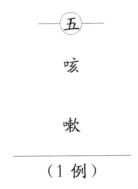

五

咳

嗽

（1 例）

医案

刘某，女，45 岁，湖南衡南县人。

初诊 反复咳吐痰沫伴五心潮热，时而恶寒约 7 个月。病者由当年 2 月初咳嗽吐痰沫甚多，夜中咳甚，五心潮热，时而恶寒。9 个月间医以温补等剂，咳血数次。现咳痰沫如前，两足举动难于步行，食欲不振，大小便如常，经水如期而至。舌苔白腻，脉搏微弱。中医诊断：咳嗽。中医辨证：寒湿袭肺，气阴亏虚。治法：利湿散寒，健脾益肺，化痰止咳。

方药 茯苓 24 g，白术 12 g，猪苓 12 g，泽泻 4 g，炙甘草 3 g，百合 18 g，山药 12 g，薏苡仁 12 g，化橘红 9 g，枇杷叶 6 g，胖大海 3 g。8 剂，水煎服。

二诊 咳吐痰沫减轻，两足伸缩自如，头微眩晕。舌苔白腻减轻，脉沉细。

方药 西党参 9 g，法半夏 6 g，茯苓 24 g，白术 12 g，山药 18 g，薏苡仁 15 g，补骨脂 3 g，甘草 3 g，胖大海 6 g，枇杷叶 7 g。8 剂，水煎服。

三诊 寒热已除，咳嗽已安，行走虽不能如先日，却可持杖而行。

方药 茯苓18 g，薏苡仁12 g，白术6 g，陈皮5 g，紫苏子3 g，桔梗3 g，甘草3 g，苦杏仁5粒，木通3 g。8剂，水煎服。

四诊 吐痰稀清，痰沫减少，反增身痛，两腿难动如故。

方药 苍术12 g，黄芪12 g，西党参6 g，甘草15 g，白术15 g，茯苓24 g，山药12 g，化橘红9 g，杏仁6 g，胖大海3 g，桂枝4 g，白蜜15 g。2剂，水煎服。

五诊 服之咳嗽益甚，咳时两胁引痛，时而潮微热。

方药 茯苓9 g，白术9 g，甘草9 g，泽泻9 g，猪苓9 g，山药18 g，薏苡仁12 g，化橘红9 g，浙贝母4 g，杏仁6 g，枇杷叶4 g。6剂，水煎服。

六诊 服药后咳嗽吐痰沫明显减轻，足能行，头能举，寒热咳俱无。服四诊方2剂，咳热益甚，乃系桂枝辛热伐戕之故，使痰液排吐将尽，继以五诊方乃竟全功，如系热证，幸勿妄施本法，只可用于非热之证耳。

方药 白术18 g，枳壳4 g，西党参9 g，茯苓12 g，陈皮9 g，麦冬6 g，浙贝母3 g，甘草3 g，枇杷叶4 g。2剂，水煎服。

七诊 进食羊肉后咳嗽又作，初则寒热往来，身体微痛，咳多痰沫，予以疏解之药，寒热旋愈。

方药 茯苓15 g，薏苡仁15 g，山药12 g，桔梗9 g，玉竹9 g，浙贝母

6 g，天麻 8 g，甘草 3 g，枇杷叶 6 g，白蜜 24 g。3 剂，水煎服。

八诊 身体疼痛已除，口中知味，头眩消，大小便调。

方药 白术 12 g，茯苓 12 g，西党参 6 g，薏苡仁 12 g，山药 9 g，麦冬 9 g，甘草 3 g，浙贝母 3 g，枳壳 3 g，陈皮 6 g，枇杷叶 6 g。5 剂，水煎服。服后无咳痰，不杖而行，能食如常。舌苔薄白，脉和有力。

按 本案咳嗽是寒湿犯肺所致。湿邪伤人，有从寒而化者为寒湿，有从热而化者为湿热，有经久而不化者为纯湿，湿邪伤人，虽是气候所传，亦有人体肺、脾、肾三脏气化乏力，而湿自内生的。诊本案，病者长居湿地，为湿所伤，无疑原少年气血刚强，故能自化而无病。晚年体质不强，气血已亏，经湿所伤，诚能自化而无病乎？伤于肺部而咳作，伤于腿经而行难，虽故本案全以利湿为主，其于杂以健脾益气，利湿化痰，随其症状而损益之故，自然获效。医者治病，当以活法施人，勿许呆板而妄投耳。中医讲究整体观念，因时、因地、因人制宜。本案就体现了审证求因，三因制宜的观念。病者住地潮湿，湿邪侵犯，故咳嗽好了再犯，找到其病根，故能祛除其疾耳。

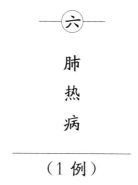

六

肺热病

（1例）

病案

金某，男，37岁，湖南长沙县人。

入院　发热、恶寒、骨关节疼痛6日，咳嗽胸痛咳痰3日。患者于2018年1月2日自觉全身畏寒，发热，心跳快，骨关节疼痛，酸楚，第2日即赴外院门诊治疗，诊断为"肺炎、心脏病"。予头孢菌素、氧氟沙星静脉注射，但体温仍在39℃以上。发病后第3日，出现咳嗽、胸痛、咳吐白色泡沫痰，呼吸困难，食欲不佳，1月8日症状加重入本院。既往9岁时患有风湿热，有游走性关节痛和咳血。体查：体温38.9℃，脉搏98次/min，呼吸25次/min，血压126/70 mmHg，营养不良，面黄肌瘦，轻度贫血貌，眼睑浮肿，呼吸稍快，神志清楚，心脏二尖瓣区有收缩期杂音，双下肺咳闻及湿啰音，触诊语颤增强，叩诊双下肺浊音，心脏叩诊左心界稍大。血常规：白细胞13×10^9/L，中性粒细胞0.95，红细胞3×10^{12}/L。血沉134 mm/h。尿蛋白阳性，上皮细胞阳性，蛋白少量，颗粒管型阳性。痰液：脓细胞阳性，上皮细胞少许，直接涂片结核阴性，肺炎链球菌少许。西医诊断：①大叶性肺炎。②亚急性心内膜炎。入院后予抗生素治疗，体温一度下降后又上升，治疗期间，由于气促明显，心音不规则，膝关节疼痛，先后使用氨茶碱、毛地黄，并输氧和输血300 mL，后发现其右手肿胀，怀疑血栓形成，胸腹有细小白色丘疹，并有显著喉咙痛，予头孢菌素、左氧氟沙星治疗后，体温仍在 39 ℃ 左右，不见下降。血常规：白细胞 11.3×10^9/L，中性粒细胞 0.87，红细胞 3.7×10^{12}/L，咽拭子培养白色葡萄球菌生长，一般症状严重请中医内科会诊治疗。

初诊 患者高热不退，呼吸急促，心音不规则，膝关节痛，咽痛，咽喉部有白腐，咳嗽痰多如白色泡沫状，不能平卧，腹部有白痦，舌质红绛，苔薄黄且干燥乏津，脉弦速而滑。此种皆为热性征象，当为风热将化燥之征。中医诊断：①肺热病。②痹病。中医辨证：风热袭肺，湿热郁滞关节经脉，邪犯心包。治法：疏风清热，清肺平喘，化湿活络。

方药 麻杏石甘汤合银翘散加减。生石膏（打碎先煎）30 g，杏仁 10 g，丝瓜络 15 g，黄柏 10 g，生地黄 15 g，麻黄 4 g，前胡 10 g，牛蒡子 10 g，桑白皮 10 g，桑叶 10 g，蝉蜕 5 g，浙贝母 5 g，紫菀 10 g，金银花 30 g，甘草 5 g，鲜芦根 30 g，西青果 1 枚。3 剂，水煎服。服药后当日下午汗出颇畅，安睡约 1 小时，气促有所改善，能平卧，体温降至 38 ℃，

二诊 咽喉白腐消退，疼痛减轻，体温降至 37.5 ℃，手足仍有浮肿。

方药 生石膏（打碎先煎）30 g，生地黄 15 g，前胡 10 g，牛蒡子 10 g，桑叶 10 g，蝉蜕 5 g，金银花 30 g，甘草 5 g，鲜芦根 30 g，西青果 1 枚，鲜竹茹 20 g，茯苓皮 10 g，冬瓜皮 20 g。4 剂，水煎服。

三诊 体温接近正常，气促缓解，咳嗽减少，手足略有浮肿。

方药 雏菊 10 g，桑叶 10 g，金银花 30 g，薏苡仁 30 g，浙贝母 5 g，甘草 5 g，鲜芦根 30 g，茯苓皮 10 g，冬瓜皮 15 g，料豆衣 10 g，鲜竹茹 20 g，丝瓜络 10 g。6 剂，水煎服。

四诊 体温、脉搏、呼吸均接近正常，一般情况良好，浮肿亦减轻。

方药 桑叶 10 g，桑枝 10 g，甘草 5 g，料豆衣 10 g，薏苡仁 30 g，浙贝母 5 g，茯苓皮 10 g，冬瓜皮 10 g，干芦根 10 g，麦芽 10 g，丝瓜络 10 g。3 剂，水煎服。复查血常规：白细胞 9.8×10^9/L，中性粒细胞 0.72。

五诊 晨起患者突然心跳加速，自汗，脉弦数。

方药 党参 15 g，玉竹 10 g，甘草 5 g，远志 6 g，仙鹤草 10 g，白芍 15 g，料豆衣 10 g，酸枣仁 15 g，茯苓 15 g。6 剂，水煎服。2 月 2 日出院。血常规：白细胞 7.6×10^9/L，中性粒细胞 0.73。出院时症状消除，体力渐复，食欲尚好，舌红苔白，脉弦滑。

按 大叶性肺炎是由细菌、病毒等引起的肺实质的急性炎症。四季均可发病，而冬、春两季多见。发病年龄以青壮年居多。本病的发生与人体抵抗力的强弱有关。本病若不积极治疗，可产生严重的并发症。中医学将本病归属于"肺热病"范畴。本案是由风热之邪犯肺，肺卫受伤，正邪相搏，化热入里，里热炽盛，炼液成痰，痰热内阻，肺失清肃，发为咳嗽，胸痛，热犯心包。经抗炎治疗无效，请中医会诊治疗，其证型属于风热袭肺，内犯心包，湿郁经络。治法疏风清热，清肺化痰，祛湿活络。首治用麻杏石甘汤合银翘散加减，后根据症状变化，而随症加减药物，而获治愈。中医从辨证论治和整体观念出发，中药亦可达西医退热消炎之效果，并使白细胞回归正常范围，临床症状消失，达抗生素之效果，而无抗生素耐药之弊。

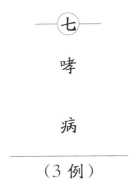

七

哮

病

（3 例）

病案 1

崔某，女，19 岁，湖南衡东县人。

初诊 反复喘息 10 余年加重 3 年。发病初期，每年发作 1～2 次，反复持续 10 余年，近 3 年来每 1 个月 1 次，发病初感咽部不适，平时服姜椒辛辣之物鼻中有灼热感。发作时嘴唇发绀，喉中喘鸣，胸满胀闷，胃部饱胀，半身汗出淋漓，5～6 日能减轻。舌苔白滑，脉沉迟。中医诊断：哮病。中医辨证：寒邪伏肺，宣降失调。治法：宣肺散寒，化痰平喘。

方药 葶苈子（包煎）15 g，茯苓 15 g，天花粉 9 g，麻黄 3 g，杏仁 9 g，款冬花 9 g，桑白皮 9 g，贝母 9 g，五味子 6 g，乌梅肉 9 g，大枣 9 g。2 剂，水煎服，分作 3 次温服。

按 哮病主要为外邪、情志刺激等诱因引动"内伏之痰"，痰随气升，气因痰阻，相互搏结，壅滞气道，肺失宣降，气道挛急狭窄，通畅不利，而至痰鸣如吼，咳痰喘促。本案患者慢性喘息 10 余年，虚实寒夹杂，时常为感受寒邪诱发，应急则治其标，以宣肺散寒平喘为首务，宜麻黄以开其肺窍，葶苈以泻其下窍，茯苓利其痰，桑白皮、天花粉、贝母清其火痰，杏仁镇其痉挛，使肺脏舒缩自如，哮病即亦顷刻而安矣。

病案 2

刘某，男，39 岁，湖南衡东县人。

初诊 素有哮喘，过去不严重，近年发作频，病情来势急迫。曾于秋季大发作 1 次，除用氧吸入减轻外，用肾上腺素、麻黄素、氨茶碱等不能抑制其势。此次再发，痰鸣气喘，喉中哮鸣，声达户外，浑身大汗淋漓，湿透衣被，不能动弹，呼吸急迫，张口抬肩，言语不能。发热，面绀苍白，脉濡细数。中医诊断：哮喘病。中医辨证：寒痰伏肺，痰升气阻，肺失宣肃。治法：宣肺散寒，化痰平喘。

方药 麻黄附子汤加减。麻黄节 4 g，附子（先煎）9 g，甘草 9 g，没食子 10 g，紫苏子 9 g，杏仁 12 g，远志 4 g，桔梗 10 g。3 剂，水煎服。

二诊 服后哮喘较平，于半夜又发，急邀余前往。见病者极度衰弱。

方药 原方去桔梗加蛤蚧 2 个，人参粉 10 g（药液冲服）。分 3 次平均服，每 4 小时服 1 次。

三诊 患者当夜服 2 次后症状即减轻。至白天症状大为好转。查舌苔白滑，脉细。

方药 原方加人参（另煎兑服）10 g、西洋参（另煎兑服）10 g。3 剂，每剂水煎后分 3 次服。

四诊 上方服 3 剂后症状消失，病几乎愈。

方药 原方去人参、蛤蚧，加巴戟天、钟乳石 9 g，续服 10 余剂。因连日工作，过于劳累，哮喘轻度发作，即以原方内仍用人参、蛤蚧，2剂而平。

按 本案为哮病反复久发而致的喘脱危证，症见大汗淋漓，呼吸急迫，脉濡细数。此乃气阴耗伤，心肾阳衰之候。以麻黄附子汤加减。需注意，方用麻黄节，而不能用麻黄，因麻黄为发汗力强之品，患者本身已大汗淋漓，再发汗恐生变故。故用麻黄节，取其收敛止汗之用。附子固护表里之阳，且助麻黄、甘草通阳散邪。邪出而真阳不出。服后哮喘较平，旋于半夜又发，更加危重。即加人参、蛤蚧组回阳救急汤以益气回阳，扶正固脱，患者服后症状大为减轻。病情缓解后，去人参、蛤蚧，加巴戟天、钟乳石等益肾助阳，培根固本，方获良效。

病案 3

高某，男，27岁，湖南衡东县人。

初诊 哮喘已20年，逢气候不良即发，喘息不得卧，喉中作水鸡声，胸痞闷，咳剧，痰白难咳出。俟平复后，则吐清白痰。二便较少。素有胃病，常呕恶清水。舌苔白，脉沉细。中医诊断：哮喘病。中医辨证：痰涎壅肺，肾阳不足。治法：肃肺化痰，降气平喘。

方药 紫苏子降气汤加减。紫苏子10 g，法半夏12 g，厚朴10 g，前胡10 g，生姜10 g，橘红10 g，当归10 g，甘草10 g，肉桂（后下）12 g，沉香12 g，白术12 g，款冬花10 g，杏仁9 g，白前10 g。3剂，水煎服。

二诊 上方服3剂，喘息已止。接服化痰和胃之剂7剂。

方药 香砂六君子汤加减。党参15 g，白术12 g，茯苓12 g，木香10 g，砂仁（后下）12 g，法半夏10 g，陈皮12 g，干姜9 g，吴茱萸9 g，甘草 9 g。7 剂，水煎服。

三诊　服上方 7 剂之后，喘息未发，呕恶改善，食欲亦可。但时感乏力，畏寒。开始培本，肺脾两补。

方药　玉屏风散加减。黄芪 30 g，白术 15 g，茯苓 12 g，防风 10 g，北沙参 12 g，党参 12 g，麦冬 10 g，陈皮 10 g，玉竹 10 g，款冬花 10 g。14 剂，水煎服。

四诊　自感体力较前好，精神增进，舌苔薄白，脉沉细。

方药　紫河车 60 g，东北红参 120 g，党参 150 g，黄芪 200 g，白术 120 g，茯苓 120 g，当归 100 g，款冬花 90 g，桂枝 90 g，白芍 60 g，陈皮 100 g，鸡内金 100 g，山药 120 g，五味子 90 g。以上药物为末，炼蜜为丸。每次 8 g，每日 2 次，服完再制，连服 8 个月。

五诊　次年来诊，诉服药期间哮喘未发。偶有便溏、犯呕、脘闷，求调理。

方药　六君子汤加减。人参 10 g，白术 12 g，茯苓 12 g，甘草 10 g，陈皮 12 g，法半夏 12 g，鸡内金 10 g。10 剂，水煎服。

六诊　患者诉服前方后便溏、犯呕、脘闷等症状即减轻。此次约 5 日前因劳累过度，又发哮喘，3～4 日后喘较平，现尚微咳，大便频，口干苔薄黄，舌红，脉软。标本合治，用参苓白术散合三拗汤。

方药　白扁豆 10 g，白术 10 g，茯苓 12 g，甘草 9 g，桔梗 10 g，莲子（去心）12 g，人参 10 g，砂仁 12 g，山药 15 g，薏苡仁 10 g，麻黄 9 g，杏

仁 9 g。3 剂，水煎服。

七诊 服 3 剂后，诉症状加重，现面青肢冷，心悸短气，喘咳不得平卧，静则稍好，动则更甚，小便不利，舌质淡，脉沉微欲绝。考虑误汗伤阳所致。

方药 回阳救急汤加减。炮附片（先煎）30 g，人参（另煎兑服）15 g，甘草 15 g，白术 12 g，白芍 12 g，补骨脂 12 g，茯苓 15 g，肉桂（泡服）9 g，五味子 6 g，生姜 30 g。水煎 3 次，少量频服。1 剂好转，以桂枝易肉桂，连服 5 剂，而各症消失，乃以右归丸善后。

按 哮病的辨证当分清邪正虚实。本病总属邪实正虚之候，发时以邪实为主，一般多见寒、热、寒包热、风痰、虚哮五类，未发时主要为肺脾肾三脏之亏虚。若久发正虚者，每多虚实错杂，当按病程新久及全身症状辨别其主次。本案患者患哮喘 20 余年，当宗丹溪"未发以扶正气为主，既发以攻邪气为急"。此次发作咳剧，痰白难咳，二便少，舌红，苔薄黄，为虚阳于下，气不升降，故用苏子降气汤加减，疏通气道壅塞，宣肺化痰，引火归元。3 剂喘息止。遵发时治标，平时治本之原则。缓解后，予补脾益肺，温肾助阳，力求固本稳根。且方可选用丸剂，方便服用，久久为功。患者服丸方 8 个月余，期间未曾有哮喘发作，获良效。1 年后，患者后因劳累受凉，再发哮喘，本喘息已平，有微咳，欲标本兼治，不料病情加重。反思麻黄之品，发汗力强，而患者本五脏虚也，发汗太过，则气随津脱，阳气俱失，而致面青肢冷，脉微欲绝。即予回阳救急汤加减频服之，1 剂脱危，5 剂而愈。随后予右归丸善后。此之经验教训，不得不慎思也。

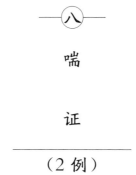

喘证

（2例）

病案 1

岳某，男，76岁，广东韶关市人。

初诊 反复气促20余年，加重4日。患者诉间歇性气促，呼吸困难，张口抬肩，反复发作20余年，加重4日，伴发热畏寒。前医用射干麻黄汤治疗，气喘烦躁，汗出如油，气急疲惫邀余诊治，诊其脉细而弦数，倚地呻吟，中气不续，知系肾阴亏损，肺有热，夹风寒，不任发散。中医诊断：喘证。中医辨证：肺肾气虚，痰湿气阻。治法：补益肺肾，祛痰利气。

方药 定喘止嗽汤加减。参须（另煎兑服）3 g，五味子5 g，天冬9 g，麦冬9 g，枸杞子15 g，熟地黄15 g，百合12 g，核桃仁12 g，紫菀6 g，桔梗6 g，枇杷叶6 g，冬桑叶6 g，白蜜（冲服）24 g，甘草3 g。先7剂后8剂，水煎服。

二诊 服用15剂后气促呼吸困难逐渐减轻，此方加减治疗气喘烦躁、汗出如油、气急疲惫等，症状皆消失，脉平而稍弦，乏力减轻，食欲精神基本恢复。

按 喘证是内科难治病之一，《类证治裁》则明确指出，该病的治疗原则是"喘病外感者治肺,由内伤者治肾"。本案患者是由肺肾气虚,外夹风寒肺热而致。前医用射干麻黄汤治疗反加重,是由于该方是宣肺祛痰,下气止咳之剂,用于痰饮郁结,气逆喘咳证。现病反复呼吸困难20余年,是肺肾气虚外感风寒之证,用发散之麻黄射干致肺肾损,病情加重,故出现烦躁,汗出如油,属危候。《诸证提纲·喘证》:"凡喘至于汗出,如油,则为肺喘,而汗出发润,则为肺绝······。"故方中参须、熟地黄、白蜜、二冬、五味子、百合、胡桃急固肺肾之阴精,次用紫菀、桔梗、枇杷叶、冬桑叶祛其肺肾之痰浊,患者症状转危为安,据证加减此方,将息近月而复。

病案 2

刘某,女,9岁余,湖南衡东县人。

初诊 气喘、鼻扇动、抽搐、双目上视半小时。初患感冒,经中西医诊治无效。现症见头之两侧静脉怒张,目上视,鼻扇气喘,出息摇肩,时见惊搐,喉中痰鸣如锯,危状毕具,此支气管炎而兼心脏衰弱之危候也。中医诊断:喘证。中医辨证:风寒上受,内舍于肺,邪实气壅,肺金克木,肝阳动风。治法:宣肺散寒,化痰平喘,平肝潜阳。

方药 桂枝加厚朴杏仁汤加减。桂枝6 g,芍药18 g,生姜4 g,甘草6 g,大枣4枚,厚朴4 g,杏仁3 g,石决明20 g。2剂,水煎服。

二诊 上方服2日,诸症稍减,惊喘不作,喉中仍作水鸡声。

方药 射干麻黄汤加减。射干6 g,麻黄4 g,生姜3 g,细辛3 g,紫菀6 g,款冬花6 g,大枣4枚,法半夏4 g,五味子3 g。连服2日,诸症大减。继以调理而安。

按 《伤寒论·太阳病》:"太阳病,下之微喘者,表未解故也,桂枝加厚朴杏子汤主之"。患儿因感冒而起病，因失治误治而起鼻扇气喘、痰鸣惊搐，危症也。概风寒之邪，外束肌表，上壅于肺，致肺气不利，气机壅阻，上逆作喘。故用桂枝汤疏风解表，加厚朴杏仁理气利肺以治喘息。刘渡舟于《伤寒论通俗讲话》指出，本方可用于患太阳中风而无喘宿疾，只因风邪外袭内迫，影响肺之宣肃而见胸满气喘者。患儿服本方 2 剂之后，诸症稍减，已无惊喘。但喉中仍作水鸡声，参仲景《金匮要略·肺萎肺痈咳嗽上气病脉证并治》："咳而上气，喉中水鸡声，射干麻黄汤主之。"进 2 剂后，诸症大减，调理而安。本案为 9 岁患儿，故用药量当减，一般儿童用药，当随年龄、体重及病情轻重酌情而定。临床为用药方便，可按成人中药折算：新生儿用成人药的 1/6，乳婴儿用成人量的 1/3，幼儿用成人量的 1/2，学龄儿童用成人的 2/3 用量。

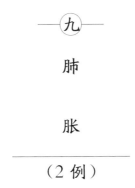

—九—

肺

胀

（2例）

病案 1

朱某，女，67岁，湖南茶陵县人。

初诊 反复咳喘10余年，加重伴浮肿10日。自诉于10年前咳嗽气喘，遇寒时加重，现咳喘复发加重，脚肿至小腹，下午尤甚，目下如卧蚕状水肿。肿胀严重时，两眼发黑，夜晚咯痰，量多。闻饭气欲呕，身重，畏寒，每晚夜间盗汗，汗出湿衣，听诊湿啰音并呷轧音，小便灼热，口干欲饮，心悸，面色㿠白，苔白厚有津，脉数沉细。中医诊断：肺胀。中医辨证：痰浊壅肺。治法：化痰降气，利水消肿。

方药 茯苓汤合小青龙汤加减。茯苓24 g，白术15 g，薏苡仁15 g，法半夏12 g，细辛3 g，桔梗12 g，橘红12 g，紫苏子12 g，白芍12 g，桂枝3 g，五味子6 g，甘草3 g，生姜汁（兑服）10 mL。3剂，水煎服。

二诊 咳嗽气喘稍减，夜间可入睡，口干不欲饮，稍感心慌，苔白，舌红，脉沉细不数。

方药 麻黄4 g，荆芥10 g，西党9 g，木通9 g，白术15 g，桔梗9 g，陈皮9 g，紫苏子（包煎）9 g，紫菀9 g，薏苡仁15 g，茯苓24 g，桂枝

3 g。5 剂，水煎服。

三诊 服 5 剂后咳嗽气喘明显减轻，眼睑水肿基本消退，纳食可，下午脚微肿，服药后好转。

方药 条参 15 g，白术 15 g，桔梗 9 g，木通 9 g，肉桂（后下）3 g，茯苓 24 g，当归 15 g。4 剂，水煎服。

四诊 咳喘消失如常，眼睛微肿，食纳不佳，头颈盗汗，汗出湿衣，畏寒，大便稀，小便灼热，口干欲饮，喜温饮。苔白厚，脉大力少。

方药 熟附子（先煎）3 g，炙甘草 3 g，桂枝 9 g，白术 15 g，茯苓 15 g，当归 12 g，生姜片 4 片，大枣 4 枚。3 剂，水煎服。

五诊 食欲转佳，进食后胸闷胀，盗汗减少，身体麻木，苔微白，脉弱。

方药 熟附子（先煎）6 g，肉桂（后下）6 g，肉豆蔻 6 g，白术 12 g，茯苓 12 g，当归片 10 片，太子参 9 g，炙甘草 3 g，生姜 2 片，大枣 6 枚。10 剂，水煎服。

六诊 服上 10 剂后身体渐佳，纳食可，大小便正常。停药 2 个月，第 2 年初春咳喘又复发加重，身疲倦，咳嗽时偶有遗尿，食欲减退，盗汗如前，汗出清冷，心忡，失眠，小便微灼。舌红，苔白，脉细弱。

方药 熟附子（先煎）6 g，法半夏 6 g，肉桂（后下）3 g，白术 12 g，茯苓 12 g，陈皮 9 g，紫苏子 9 g，前胡 9 g，旋覆花（包煎）9 g，厚朴 9 g，西党 15 g。10 剂，水煎服。服后咳喘安，清冷汗停，欲食。

按 肺胀是肺、脾、肾三脏虚损，致肺气不能敛降的病证。本案患者喘咳多年，久病肺虚，卫外不固，故遇寒加重。肺脾两虚，脾虚无力运化水湿，水湿停聚，成痰积水，咳嗽痰多，身体沉重，肺病及肾，发为水肿。本案属急性发作期，以邪实为主，故治以祛邪为先，兼以扶正。方用茯苓汤合小青龙汤加减，患者有夜间盗汗，脉数等阴虚之象，故去其小青龙汤里的麻黄，干姜易生姜，减少温燥之性。后续据病情虚实变化调整用药，疗效尚可。但需长期治疗，尤其注意保暖，预防外寒侵袭。

病案 2

彭某，男，58 岁，湖南衡东县人。

初诊 间歇性咳喘吐血 10 余年，加重伴水肿 2 年。10 年来间歇性咳喘吐血，遇寒加重，得温则减，到近年咳喘加重，渐渐四肢水肿。今年 4 月肿甚，医治后，咳喘稍平，水肿已消，唯腹作胀。因劳作又未注意调理，又再次遍身浮肿，吐血，量少，色暗红，大便软，小便少，每日 1 次。舌色浅，苔微白，右手脉沉细而弱，左手仅有尺部微现。中医诊断：肺胀合吐血。中医辨证：肺虚失敛，脾肾两亏，阳虚水泛。治法：补肺温肾健脾，止血化饮利水。

方药 五苓散合真武汤加减。白术 15 g，茯苓 24 g，黄芪 12 g，泽泻 9 g，西党 12 g，桂枝 6 g，三七粉（冲服）3 g，防己 9 g，猪苓 12 g，车前子（包煎）9 g，生姜皮 4 g。3 剂，水煎服。

二诊 咳喘稍减轻，无吐血，小便增加，每日 4～5 次，大小便觉热，肿微消，舌苔薄白，脉细弱。

方药 茯苓 12 g，白术 9 g，泽泻 12 g，白芍 12 g，知母 12 g，苍术 15 g，猪苓 15 g，防己 15 g，车前子 9 g，麻黄 3 g，桂枝 6 g，西党 15 g。4

剂，水煎服。服后未见变化，建议上级医院住院诊治，患者不再求诊而逝。

按 《灵枢·胀论》："肺胀者，虚满而喘咳。"本案病变首先在肺，故见咳喘，但病程缠绵，亦感受外邪使病情加重，渐渐因肺虚不能化津，脾虚不能传输，肾虚不能蒸化，痰浊愈益潴留，咳喘持续难平，久延阳虚阴盛，气不化津，饮溢肌肤则见水肿尿少，脾失固摄而吐血。治以补肺温肾健脾止血，化气利水以消肿。以药测证知肺脾肾亏损至极，难以复旧，初诊稍见疗效，第二诊无效，建议送上级医院诊治，患者未遵，不久便逝，良可悲也！

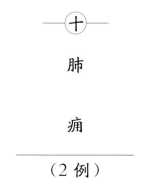

肺

痈

（2例）

病案 1

李某，男，32 岁，湖南衡东县人。

初诊 发热、咳嗽伴胸痛 5 日。患者诉 5 日前突起寒战，继而高热，有汗不解，咳嗽时右侧胁肋痛，吐铁锈色痰，口渴，不思饮食，头痛，恶寒，腹部作痛，面色苍黄，指甲色青。苔白糙，脉弦数。检查：患者急性病容，体温 39.7 ℃，巩膜轻度黄染，右肺中度叩诊音浊，呼吸音降低，闻及湿啰音，腹软，肝脏肋下一横指，边钝质较硬，无压痛。心率 102 次/min，心界不大，未闻杂音。血常规：白细数 13×10^9/L，中性粒细胞 0.91，淋巴细胞 0.09。痰液培养找到肺炎链球菌。X 线摄片：右肺中叶有大片致密阴影。中医诊断：肺痈。中医辨证：邪犯肺卫。治法：辛凉解表，宣肺化毒。

方药 银翘散加减。薄荷（后下）4 g，茵陈 10 g，生石膏（打碎先煎）25 g，连翘 20 g，金银花 30 g，杏仁 15 g，牛蒡子 10 g，芦根 10 g，橘红 15 g，炙甘草 6 g。7 剂，水煎温服。

二诊 复诊时，头痛恶寒即除，虽有汗而热仍不解，咳嗽吐铁锈色痰，口渴引饮。舌苔转黄，右脉弦，仍滑数。

方药　生石膏（打碎先煎）40 g，黄连 10 g，栀子 15 g，连翘 15 g，金银花 25 g，杏仁 10 g，牛蒡子 10 g，芦根 10 g，甘草 6 g。10 剂，水煎服。

随后电话告知连服 10 剂后，咳嗽胸痛症状全消而愈。

按　肺痈为热壅血瘀的实热病证，即病起风寒内郁，但至发胸痛，多属邪已化热，故忌用辛温发散之品以退热，恐以温助热，邪热聘张。本案患者初诊时症状典型，高热 5 日未减，虽有汗泄，而热仍未降，且头痛恶寒未罢，风湿内生而表邪未解，予以银翘散加生石膏清热，橘红化痰湿。二诊时症候显示为化热之兆，表邪已解，以苦寒合剂之法，原方加重生石膏剂量，并加用黄连、栀子清热燥湿。直达病所，故疗效显著。在肺痈的治疗上，要突出清热、排脓、化瘀、扶正的治法，其中清热法贯穿治疗的全过程。饮食上忌油腻厚味及一切辛辣刺激海腥之物，戒烟酒。注意生活方式的调节，才能达最佳疗效。

病案 2

刘某，男，74 岁，湖南衡东县人。

初诊　咳嗽胸痛咳吐脓血痰液约 6 日。6 日前恶寒发热，胸痛咳痰不爽，随后发热咳吐脓血浊痰，未及时治疗。现无寒热，汗出湿衣，口不渴，不欲食，身体沉重，咳吐清稀脓血痰液 2～3 次，声低微。体温 36.5 ℃，苔白，脉弦细。中医诊断：肺痈。中医辨证：邪毒渐去，肺脾气虚。治法：清养补肺，健脾益气。

方药　白术 15 g，茯苓 10 g，甘草 3 g，麦冬 12 g，仙鹤草 12 g，杏仁 6 g，法半夏 6 g，西党 9 g，粳米 12 g。2 剂，水煎服。

二诊　咳引胸痛，胸闷，体温 38 ℃，有微汗，小便黄且自觉灼热。

方药 柴胡 9 g，西党 9 g，白术 9 g，陈皮 9 g，仙鹤草 9 g，白芍 9 g，黄芩 9 g，紫菀 9 g，肉豆蔻 3 g，桑白皮 12 g，茯苓 12 g。6 剂，水煎服。

三诊 胸痛，咳嗽吐血，脓臭痰。不纳食，大便黑，小便灼热。体温 37 ℃，听诊心脏搏动偶尔歇止。苔微白，脉促右弦左沉细。遵上方服 3 剂。

四诊 听诊肺部无啰音，但咳时可闻及啰音，欲食但难吞咽，睡眠沉。舌浅红少津，苔微白，按脉搏偶尔歇止，脉细无力。

方药 参须 9 g，麦冬 12 g，玄参 12 g，五味子 3 g，炙甘草 3 g，熟附子（先煎）3 g，生地黄 15 g。6 剂，水煎服。之后复诊脉如故，遂停药静养，旬日起床渐自行动而诸症渐消，病愈。

按 肺痈是肺叶生疮，形成脓疡的一种病证。临床分阶段施治，一般分为 4 期：初期、成痈期、溃脓期、恢复期。本案属恢复期，脓溃之后，邪毒已去，故无寒热，但肺体损伤，肺气亏虚则汗出湿衣，声低微，肺病及脾，故患者有不欲食，身体沉重等脾胃虚弱之象。在治疗上，虽重在清养补肺，但不可忽视补脾，方药中白术、茯苓、党参、粳米健脾益气。方与证合，随证而用，故而有效。

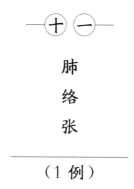

肺

络

张

（1 例）

病案

张某，男，22 岁，湖南衡东县人。

初诊　咳嗽咯血，五心烦热，面白畏寒，口渴，大便干燥 2 个月。在外地医院门诊和住院治疗无效，病势反渐增剧，遂回本地治疗。现症见：原咳嗽，咳血等症状俱在，卧床不起，纳少。舌红苔少，脉细数。肺 CT、痰、结核分枝杆菌试验排除肺结核，诊断为支气管扩张。中医诊断：肺络张。中医辨证：阴虚火旺痰热气虚证。治法：滋阴降火，益气化痰。

方药　西洋参（另煎兑服）6 g，麦冬 15 g，白芍 15 g，杏仁 9 g，款冬花 12 g，旋覆花 12 g，甘草 9 g，白茅根 18 g，三七粉（冲服）3 g。4 剂，水煎服。

二诊　咳嗽咳血减少，食量增加，唯恶寒甚。舌红苔少，脉象细弱无力。改用健脾益气酸甘化阴助阳以治之。

方药　小建中汤加减。西洋参（另煎兑服）6 g，白芍 18 g，桂枝 9 g，青皮 9 g，茯苓 9 g，甘草 6 g，冬桑叶 9 g，枇杷叶 9 g。8 剂，水煎服。

三诊 咳嗽明显减轻，恶寒消除，诸症悉松。已能起床，唯口中带血腥味，心悸不宁。舌淡红，苔增，脉细较前有力。

方药 熟地黄12 g，茯神15 g，生地黄12 g，天冬9 g，麦冬9 g，白芍9 g，青皮5 g，石斛9 g，山药12 g，甘草3 g，石菖蒲9 g。8剂，水煎服。疗效：各症全消，舌苔薄白脉平有力，后以六味地黄丸及归脾丸收功。

按 《济生方》："夫血之妄行也，未有不因热之所发，盖血得热则淖溢，血气俱热，血随气上，乃吐衄也。"本案初起，与肺痨症状极相似，肺部CT和结核菌试验以排除肺痨，病机以阴虚火旺，痰热气虚为主。先以滋阴除火益气化痰，后用健脾酸甘化阴助阳之法，故用小建中汤加减，急宜保肺补脾之药，脾有生肺之能，肺无扶脾之力，治疗中后期益脾之药，尤要于保肺。中气立则荣卫流行，脾胃为之传输。脾土生肺金。本病二诊采用小建中汤，因其阴阳未和而恶寒者故借桂枝治之，且又配以枇杷叶治其燥，如遇阴虚火旺之虚劳，则桂枝慎用。

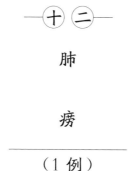

肺

痨

（1 例）

病案

刘某，男，50 岁，湖南衡东县人。

初诊 胸痛咳嗽 1 个月，咯血 2 日。患者诉数年前患肺结核已痊愈，近因从事繁重体力劳动导致左胸部疼痛和咳嗽约 1 个月。2 日前又因受寒，感左胸部疼痛，咳嗽加重，咯血频频，且有血块。舌尖红，舌苔薄白，脉沉细偏数。中医诊断：肺痨。中医辨证：阴阳虚损，肺脉受损。治法：止血养肺，滋阴补阳。

方药 生地黄 120 g，鲜茅根 120 g。捣烂浸水送仙鹤草素片 2 片，每日 3 次，连服 3 日。

二诊 吐血减少，身体酸痛，头晕头痛，眉棱骨痛，听诊少量啰音，胸片示左右肺尖部有一片阴影，左肺中有一小点高密度影。苔白，脉弱而数。

方药 紫苏子（包煎）12 g，白芍 12 g，党参 15 g，麦冬 20 g，陈皮 9 g，桔梗 10 g，法半夏 9 g，五味子 9 g，杏仁 9 g，甘草 10 g，麻黄 3 g，紫菀 9 g。3 剂，水煎服。

三诊 稍有吐血，身体疲倦，言声低微，脉无力。

方药 当归 36 g，西党 15 g，阿胶（烊化兑服）15 g，大蓟 12 g，小蓟 12 g，侧柏叶 9 g，茜草 12 g，栀子 9 g，五味子 9 g。5 剂，水煎服。硫酸亚铁片 30 片，每次 2 片，每日 3 次。忌喝茶叶水。

四诊 身体疲倦减轻，心悸怔忡，睁眼无力，左胁肋近腋下部作痛。纳尚差，脉无力。

方药 黄芪 15 g，红参（另煎兑服）12 g，当归 15 g，茯神 12 g，柏子仁 12 g，酸枣仁 10 g，阿胶（烊化兑服）10 g，川芎 10 g，五味子 9 g，远志 9 g，甘草 9 g。3 剂，水煎服。

五诊 身稍有力，左胸痛减，头晕时现。身体及左侧头部酸痛，心悸，食欲不振，舌深红有津。

方药 黄芪 12 g，西党 12 g，茯苓 12 g，茯神 12 g，当归 12 g，酸枣仁 9 g，阿胶（烊化兑服）9 g，柏子仁 6 g，川芎 6 g，远志 3 g，五味子 9 g，法半夏 9 g，桂皮（后下）3 g，炙甘草 9 g。5 剂，水煎服。

六诊 每日或间日出现左侧头痛眩而心悸气喘，面色苍白，身体畏寒，夜间一两点钟之久才止。食欲、大小便正常。前日曾数次咯血。体温 36 ℃，听诊肺部无啰音，心脏无杂音，脉搏正常。

方药 西党 9 g，北芪 9 g，当归 9 g，白及 9 g，熟地黄 16 g，山茱萸 16 g，川芎 6 g，白芍 16 g，陈皮 6 g，阿胶（烊化兑服）6 g，紫苏叶 6 g，甘草 3 g。5 剂，水煎服。异烟肼，每日 3 片（300 mg），顿服；仙鹤草素片每次 5 片，每日 3 次。

七诊　心悸，无畏寒发热。服西药 20 日，食无味，头晕身倦怠，走路怕跌仆，曾便鲜血 1 次。

方药　西党 12 g，北芪 9 g，白术 9 g，当归 9 g，生地黄 9 g，白及 9 g，驴胶（烊化）9 g，陈皮 6 g，甘草 3 g。11 剂，水煎服。

八诊　食欲尚可，畏寒，发热，有少许出汗。小便灼，心悸减，身倦，视物动摇不能远望。

方药　西党 12 g，百部 9 g，熟地黄 12 g，紫苏叶 3 g，荆芥 3 g，甘草 3 g，薄荷 6 g，陈皮 6 g，前胡 12 g，桔梗 10 g。3 剂，水煎服。

又方续服　西党 15 g，白术 12 g，当归 12 g，熟地黄 12 g，茯苓 9 g，陈皮 9 g，天冬 9 g，麦冬 9 g，百部 9 g，五味子 3 g，甘草 3 g，大枣 4 枚。10 剂，水煎服。

九诊　如前寒热 2 次，体温 39 ℃，间有谵语。

方药　西党 12 g，北芪 12 g，熟地黄 12 g，桂枝 3 g，荆芥 3 g，甘草 3 g，薄荷 6 g，白芍 14 g，大枣 4 枚，生姜 4 片。10 剂，水煎服。注射奎宁 20 mg，每日 1 次，注 5 日而止，以后链霉素每日 1 支（1 g）肌内注射，连注 30 日，并每日服异烟肼 0.3 g。注射链霉素 2 支后畏寒，面热苍白，得温则减，得寒则剧，头重不能抬起，遂停用该药。

十诊　久服异烟肼有时自觉疲倦，加服维生素 B₆ 片每次 1 片（10 mg），每日 3 次。如是 1 年。临冬及春初常畏寒，皮肤紫暗，食欲减。有时劳作过多引起左上肺部发痛，心慌，痛时冷甚。曾有夜间头痛剧烈时苏木捣碎炒热敷后好转，脉细弱。

方药 西党9g，苍术9g，白芍9g，白芷9g，当归9g，川芎9g，枳壳9g，桔梗9g，陈皮9g，法半夏9g，茯苓9g，制附子（先煎）3g，麻黄4g，桂枝3g，甘草3g，生姜4片，大枣4枚。服10剂而愈。仍按前异烟肼、维生素B_6连服大补丸、桂附理中丸相间服用多年才停药。

按 本案患者罹患肺痨日久，遇劳复发胸痛、咳嗽、咯血，此为急痨发作。其证属阴阳虚损，肺脉受损。急则治其标，先用生地黄、鲜茅根送服仙鹤草素止血，后采取补益气血，滋阴养肺之法，继则辅以桂附、麻黄辛温之品散寒温阳，共奏止血养肺，滋阴补阳之功。脾为生化之源，能输水谷之精气以养肺，故本案全程论治重视补脾助肺，以畅化源，"培土生金"之意贯穿始终。此一不忘保肺，二不忘顾脾，故终以得愈。本病需长期治疗才获治疗功效，应重视药物、休息、营养三者结合为要，且终身不可忘护肺也。注：仙鹤草素为仙鹤草中成药制剂，仙鹤草含仙鹤草素及仙鹤草内酯，药理研究具有止血、杀虫、抗癌等作用，在20世纪临床使用仙鹤草素作止血剂有数十年历史。

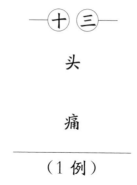

头

痛

（1例）

病案

江某，男，47岁，湖南衡阳市人。

初诊　头痛2个月余。2个月前，头部疼痛，以胀痛发热为主，先后在多家医院诊治，诊断不明，用药无效，且反增剧，以致后来不可见日光，唯处暗室2个月余，请主编之父赵辉煌先生前往诊治，视其暗室无光，拿火来视诊，江某即大叫，头痛如刀劈，诊其脉洪大而微数。既往年少时长期手淫，房劳过度，头晕耳鸣，足跟酸痛多年。中医诊断：头痛。中医辨证：阴虚火旺，血热瘀阻脑络。治法：滋阴降火，养血和络。

方药　知柏四物汤加减。生地黄40 g，当归20 g，丹参15 g，丝瓜络10 g，川芎9 g，白及10 g，知母15 g，黄柏15 g。14剂，水煎服。服2剂能见光，4剂能出暗室，嘱其服至14剂。

二诊　服上方至14剂，患者来信头痛若失，不畏光，食欲睡眠正常。能正常生活，嘱其服六味地黄丸善后，节制房事。

按　《石室秘录》："病头痛者，人似为风在头不知非风也，亦肾水不足而邪火冲于脑，终朝头晕，似头痛而非头痛也，若只治风，则病更甚，治法大补肾水，而头痛头晕自除。"本案患者系平时劳欲过度，伤阴于下，火浮于上，上扰脑络，气机受阻，血不上荣，故头痛畏光，火光为阳，照之，阴更虚，重用生地黄、知母、黄柏滋阴，以当归、丹参、丝瓜络、川芎养血和络，药方对证，疗效显著。

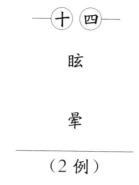

十四

眩

晕

（2 例）

病案 1

肖某，女，30 岁，湖南衡东县人。

初诊　眩晕反复发作 2 年。患者诉 2 年前就有贫血，每眩晕发作时额部和巅顶疼痛，不能睁眼，若睁眼则视物旋转，起身即作呕逆，只得闭眼卧床。已有 2 个月未来经水诉未孕（已做尿 HCG 阴性），口淡，身疲倦。舌质淡，苔薄白，脉细数。中医诊断：眩晕。中医辨证：气血亏虚证。治法：补益气血，调养心脾。

方药　西党 24 g，当归 18 g，白术 15 g，炙甘草 3 g，五味子 3 g，肉苁蓉 12 g，枸杞子 12 g，川芎 9 g，升麻 3 g，柴胡 3 g，熟附子（先煎）3 g。10 剂，水煎服。服 10 剂而愈。

二诊　患者第 2 年产下 8 个月死胎，下血 10 余日而未净。头晕痛，身倦怠，右足至臀部胀痛，双手麻木，劳动后更甚。食欲减退，脉沉弱。

方药　太子参 15 g，当归 12 g，阿胶（烊化）12 g，生地黄 12 g，川芎 9 g，益母草 9 g，仙鹤草 9 g，姜炭 3 g。4 剂，水煎服。又加肌内注射仙鹤草素，每日 1 支，连用 3 日，下血止。

三诊 眩晕又发，症状如前。常怕冷，有 2 个月经水未来潮，脉细弱。

方药 参须 9 g，川芎 9 g，枸杞子 9 g，白术 15 g，肉苁蓉 12 g，熟附子（先煎）6 g，茯苓 12 g，生地黄 12 g，肉桂（后下）3 g，升麻 3 g，炙甘草 3 g，当归片 10 片。煎服 7 剂而愈。

四诊 患者半年后怀孕，因感冒咳嗽，感气促，又因操劳，屡日疲倦，脉细弱，体温 37 ℃。

方药 西党 24 g，川芎 9 g，防风 9 g，桔梗 9 g，陈皮 9 g，紫苏叶 3 g，肉桂（后下）3 g，当归 15 g，黄芪 10 g，生地黄 12 g。服 4 剂而安。嘱其长期调养，保胎为妥。

按 眩晕为病，多因气血阴精不足，风火痰瘀上扰清空所致。本案患者有贫血，气血亏虚，气虚则清阳不展，血虚则脑失所养，故见眩晕；脾胃之气虚弱，运化传输失职，故有口淡，身疲惫。《素问·至真要大论》："诸风掉眩，皆属于肝。"肝藏血，肾藏精，精血同源，故肉苁蓉、枸杞子滋养肝肾，用党参、白术健脾益气，当归补血养血，五味子、远志养心安神，加入升麻、柴胡升益清阳之品。诸药结合，气血复生，清阳可升，元神能养，则眩晕自愈。

病案 2

李某，女，48 岁，湖南湘阴县人。

初诊 头晕目眩并血压升高 2 年。平素急躁易怒，2 年前出现头晕目眩，血压升高。自觉热气上冲，面赤，自汗淋漓，虽严冬不减，口渴多饮。体查：体态肥胖，血压 190/110 mmHg，心脏向左扩大。舌苔淡黄，脉滑数。中医诊断：眩晕。中医辨证：肝阳上亢。治法：平肝潜阳，滋阴清热。

方药 生石膏（先煎）30 g，南沙参 15 g，知母 9 g，天花粉 9 g，黄芩 9 g，龙胆草 12 g，生地黄 12 g，玄参 12 g，白芍 12 g，生牡蛎（先煎）20 g，天麻 12 g，菊花 9 g。20 剂，水煎服。

二诊 上方 20 剂后，诸症好转。守上方，继服 20 剂，血压降至 128/78 mmHg，诸症除，头身皆安。

按 "诸风掉眩，皆属于肝。"肝为风木之脏，将军之官，其性刚劲，主动主升，若肝失调达，肝气郁结，气郁则化火伤阴，肝阴耗伤，风阳易动，上扰头目，发为眩晕。本案症见头晕目眩、面赤，并高血压病史 2 年，自汗淋漓，口渴多饮，辨证为肝阳上亢证。方中天麻、生牡蛎平肝熄风，生石膏、黄芩苦寒泻火，龙胆草、菊花疏肝泻火，知母、天花粉、生地黄、玄参、白芍滋阴清热，生津止渴。全方共奏滋阴清热、平肝潜阳之功，故眩晕除，血压调。

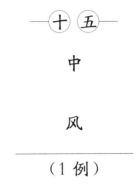

中风

（1 例）

病案

赵某，女，54 岁，湖南衡东县人。

初诊 右侧肢体麻木乏力，活动不利 2 年余。患者自诉前年 9 月行走跌仆以后出现右脚如针刺样麻木，当晚手亦无力握筷，后右半身麻木。曾在上级医院诊断为"脑梗死"，服西药症状无明显改善，如此 2 年。现症同前，伴面部感觉迟钝，食减，大小便正常。舌红绛，脉沉细有力。中医诊断：中风。中医辨证：气虚血瘀，肝肾亏虚证。治法：益气活血，滋养肝肾。

方药 天冬 15 g，黄芪 30 g，川芎 15 g，玄参 15 g，白芍 15 g，防风 15 g，防己 15 g，黄芩 12 g，桑寄生 15 g，山茱萸 20 g，山药 20 g，生地黄 15 g，西党 30 g，甘草 3 g。8 剂，水煎服。

二诊 服前方 8 剂，初 4 剂食纳尚可。服 4 剂后自觉头晕，如望上方即头晕加重，右脚麻木，喜温及揉搓，右侧肩关节及腕关节拇食中三指麻胀，食指尤甚。大小便正常，脉搏正常。

方药 当归 24 g，白术 15 g，西党 15 g，桑寄生 15 g，生地黄 15 g，制附子（先煎）15 g，山茱萸 20 g，秦艽 9 g，防风 9 g，姜黄 9 g，桂枝 9 g，

威灵仙9g，川芎9g。8剂，水煎服。

三诊 右侧肢体麻胀感较前好转，肢体仍有活动不利及乏力，偶头晕，食纳尚可。继服前方加桑枝10g。7剂，水煎服。

四诊 无头晕，仍有右侧肢体乏力，但面部感觉稍恢复，右上肢麻胀感较前减轻。舌红，脉弦细。继服前方加化橘红10g，法半夏10g。8剂，水煎服。患者病情稳定好转，嘱其继服原方。

按 本案病属中风。此患者因气血亏虚，导致机体阴阳失调，气血运行受阻，肌肤筋脉失于濡养，脉络空虚，风邪入中，气血发生逆乱而致卒中。患者以右下肢麻木有针刺感，上肢无力，面部知觉迟钝等经络病证为主，属中经络之后遗症期，如《金医要略·中风历节病脉证并治》："邪气反缓，正气即急，正气引邪，喝僻不遂。邪在于络，肌肤不仁；邪在于经，即重不胜，邪入于腑，即不识人；邪入于脏，舌即难言，口吐涎。"现证为虚实兼夹，治当扶正祛邪，后加入秦艽、威灵仙以通经活络。药已对证，故获良效。

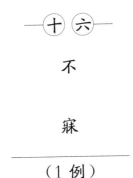

——十六——

不

寐

（1 例）

病案

孙某，女，48 岁，湖南长沙市人。

初诊 失眠 3 年余。患者为工作及家庭琐事忧虑每日仅睡 2～3 小时，其他时间均整晚无眠，依靠安眠药物辅助维持睡眠，心情烦躁。舌苔薄白，边有齿痕，舌下瘀斑，脉弦细。中医诊断：不寐。中医辨证：肝血亏虚，血不养神。治法：滋肝养血，除烦安神。

方药 酸枣仁汤加减。川芎 7 g，茯神 15 g，珍珠母（打碎先煎）20 g，酸枣仁 24 g，白芍 15 g，生牡蛎（先煎）20 g，百合 20 g，当归 15 g，丹参 10 g，红花 3 g，白术 12 g，山药 10 g，炙甘草 10 g，首乌藤 12 g。7 剂，水煎服，予睡前半小时服用。

二诊 失眠情况稍有好转，仍有头晕，乏力，目眩，健忘，时感心神不宁。舌淡，苔薄白，舌下瘀斑，脉弦细。

方药 川芎 7 g，茯神 5 g，珍珠母（打碎先煎）20 g，酸枣仁 24 g，白芍 15 g，百合 20 g，生牡蛎（先煎）20 g，当归 15 g，丹参 10 g，红花 3 g，白术 12 g，黄芪 20 g，龙眼肉 15 g，木香 10 g，炙甘草 10 g，首乌藤 12 g。

10 剂，水煎服，予睡前半小时服用。

三诊 失眠好转，能入睡 5 小时左右。舌淡，苔薄白，舌下瘀斑减少，脉弦细。

方药 茯神 5 g，珍珠母（打碎先煎）20 g，酸枣仁 24 g，白芍 15 g，百合 20 g，生牡蛎（先煎）20 g，当归 15 g，丹参 10 g，白术 12 g，炙甘草 10 g，首乌藤 12 g。7 剂，水煎服，予睡前半小时服用。

按 《景岳全书·不寐》："寐本乎阴，神明主也，神安则寐，神不安则不寐。其所以不安者，一由邪气之扰，一由营气之不足耳。"本案方药，重用酸枣仁养肝血以安神，以黄芪、当归益气养血，木香醒脾行气。阴虚火旺，治当滋阴清热，补益心脾，交通心肾，益气镇惊。其中白芍、百合、首乌藤养血滋阴清热，川芎、茯神养心安神，牡蛎、珍珠母镇惊安神。药证合拍，故收效明显。

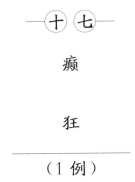

癫

狂

（1 例）

病案

徐某，女，29 岁，湖南衡东县人。

初诊 呢喃哭笑，不避生疏 10 余日。于 10 余日前因与兄嫂口角，出现呢喃不止，哭诉经夜，次早哭笑交并，不避生熟之人。家人不知为癫，疑为神鬼所祟，叩请符咒，未获其效，又求针灸于某亦未见功。病者之外叔祖曾为癫亡。始询于余，现症同前。舌苔黄腻，脉弦速。中医诊断：癫狂。中医辨证：痰郁气结，痰火扰神。痰蒙神窍。治法：疏肝解郁，镇心涤痰。

取穴 病者拒绝针法，家人捉住就针，初针上星一穴，病者即自端坐，继针人中、少商、隐白、曲池、大陵、申脉、风府、颊车、承浆、劳宫、间使、后溪、阳溪、列缺、神门诸穴。安静返家后，自来求余诊治 2 次，共 3 次针治而愈，亦未使用任何药物。

按 本案为主编先祖父赵和正先生运针治疗癫狂的特殊病例，是曾祖父赵秋雍所传。其实是运用"鬼门 13 针"治疗癫狂等神志方面疾病的特殊治疗方法，有着见效迅速，治愈率高的特点。针灸原是岐黄所创，当时为治病之唯一方法，及后汤液渐升，针灸渐隐，且近日东西各国西医学勃升，此法亦未而研究，反思吾国虽有数家提倡，然专于应诊之人尚属于万分之一，观此案之神效，令人掉舌，诚为救人之要道耳。针灸辨证准确，与药物一样有奇效。对于一些口服药物有困难者，施针不愧为上上之策。

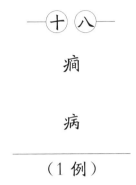

痫病

（1例）

病案

张某，男，38岁，湖南长沙县人。

初诊 突发跌倒，神志不清，抽搐口吐涎沫约3分钟。其家属诉患者因与外人争吵后感头晕、乏力，随后昏仆倒地，口吐涎沫，持续约3分钟后，醒如常人，遂入门诊就诊。现患者精神差，头疼眩晕。舌红，苔白滑，脉无神而弦，法在病重难治。既往有类似病史数次，如辨证精准，用药合证或可挽救。中医诊断：痫病。中医辨证：痰浊素盛，肝阳化风，痰随风动，上扰清窍。治法：涤痰息风，开窍醒神。

方药 定痫丸加减。石菖蒲10 g，酸枣仁10 g，胆南星6 g，天麻10 g，贝母10 g，法半夏10 g，茯神10 g，全蝎5 g，琥珀6 g，远志10 g，丹参10 g，麦冬10 g，川芎6 g，甘草6 g，黄芪15 g，鲜竹沥（兑服）10 mL。3剂，水煎服。

二诊 头晕乏力缓解，口中痰涎稍微减轻。舌红，苔白滑，脉弦。

方药 石菖蒲10 g，胆南星6 g，陈皮10 g，黄芪15 g，天麻15 g，麦冬10 g，丹参10 g，贝母10 g，法半夏15 g，茯神20 g，茯苓10 g，全蝎

5 g，琥珀 6 g，远志 4 g，川芎 6 g，甘草 6 g，鲜竹沥（兑服）10 mL。7 剂，水煎服。

三诊 头晕乏力明显缓解，口中痰涎大减。舌淡红，苔滑，脉缓。

方药 天麻 10 g，贝母 10 g，法半夏 10 g，茯神 10 g，茯苓 10 g，石菖蒲 10 g，全蝎 5 g，远志 4 g，丹参 10 g，麦冬 10 g，胆南星 6 g，甘草 6 g，黄芪 15 g，党参 8 g，鲜竹沥（兑服）10 mL。7 剂，水煎服。1 个月后，随访患者目前正常，未再发作。

按 本案患者系痰涎素盛，痰随风动，上扰清窍，神明失运。朱震亨《丹溪心法·痫》中指出"无非痰涎壅塞，迷闷孔窍"引发本病，主张"大率行痰为主"。指出此病化痰为主，定痫丸有涤痰熄风、开窍安神的功效。本案为情志不畅引动内风痰浊，予以定痫丸加减口服，患者头晕症状缓解，复诊继续巩固治疗，疗效明显，随访恢复正常。此类患者特别要注意不要到危险地方工作或活动（如高空、河海江边、陡峭地方），避免不良情志刺激，饮食清淡为宜。

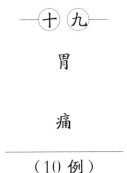

胃

痛

（10 例）

病案 1

王某，男性，36 岁，湖南衡东县人。

初诊 胃脘部疼痛 1 个月。自述 1 个月前胃脘大痛，诸医治疗无效，邀请余诊之，饮食欠佳。嗳气大作时，矢气方快，心悸，喜呵欠，口不渴，小便灼痛。苔白，脉大而虚。既往体力劳累损耗过度，常常易感寒疲乏。中医诊断：胃痛。中医辨证：中焦虚寒，兼气滞瘀阻。治法：温中理气，活血止痛。

方药 良附丸合四物汤加减。香附 18 g，高良姜 9 g，吴茱萸 9 g，川芎 9 g，白芍 30 g，厚朴 7 g，生地黄 12 g，当归 18 g。5 剂，水煎服。

二诊 2 剂胃痛已大减，5 剂后心悸也减，食欲大开，口不渴，大便畅快。苔微黄，脉象如前。

方药 香附 10 g，干姜 10 g，枸杞子 15 g，白术 15，吴茱萸 9 g，白芍 12 g，花椒 9 g，丁香 9 g，当归 24 g，甘草 3 g，高良姜 15 g。5 剂，水煎服。

三诊 服 4 剂，胃脘稍痛，头有微晕，心慌，下午脚开始浮肿，脉大且虚。

方药 良附丸合苓桂术甘汤加减。当归 15 g，白术 12 g，黄芪 12 g，茯神 12 g，高良姜 12 g，西党参 18 g，香附 20 g，甘草 6 g，桂枝 9 g，生姜 30 g。5 剂，水煎服。

四诊 浮肿已消，心不怔忡，呵欠也减，脉虚细。

方药 当归芍药散合八珍汤加减。当归 30 g，炙附子（先煎）10 g，西党参 15 g，黄芪 12 g，茯苓 12 g，白芍 9 g，白术 9 g，川芎 9 g，干姜 9 g，熟地黄 6 g，肉桂（后下）6 g，甘草 6 g，生姜 4 片。服 10 剂诸症全除，神安体健。

按 本案患者因平素体弱，脾气亏虚为其本，故从益气、温中、活血、理气等着手治疗，其治法当以温中理气，活血止痛。故予以良附丸合四物汤加减。加以吴茱萸散寒止痛。二诊时，痛大减，予续行此法拟方。三诊，服 4 剂胃脘痛已好转，因中阳素虚，脾失健运，气化不利，水湿内停，上凌心肺，则致心慌、水肿。治疗予以温阳化饮，健脾利水为主，选方上继续采用良附丸，并合苓桂术甘汤化气行水，加以黄芪党参补气利水，加重生姜温中阳。四诊见浮肿和心悸已消，但脉虚细。实证已除，虚象俱出，故作最后调理方，予以当归芍药散合八珍汤巩固疗效并补益气血。辨证论治，配伍精炼，故疗效显著。注意因本方温法为主，若饮邪化热者，非本案处方所宜。

病案 2

颜某，男性，48 岁，湖南衡东县人。

初诊 胃脘部疼痛 3 个月，加重 4 日。患者先与人争吵自缢未成，随后胃脘发痛，其痛剧，医无效。自服"止痛片"稍安，或服用"补益剂"其痛颇减，这样的症状持续了 2 个月，遂来我处就诊。4 日前曾发热 2～3 日，现胃痛至夜里更不得安枕，只好坐卧过夜，下半夜右胁痛得稍减，饮食日夜不思。胃按之疼痛，微咳嗽，食欲欠佳，少痰，大便干结，小便正常。舌暗苔白，脉弦细弱。中医诊断：胃痛。中医辨证：肝郁瘀阻。治法：疏肝理气，化瘀止痛。

方药 逍遥散加减。当归 15 g，丹参 12 g，乳香 9 g，没药 9 g，附子（先煎）9 g，生地黄 15 g，柴胡 9 g，玄胡 12 g，甘草 12 g，陈皮 6 g，白芍 15 g。2 剂，水煎服。

二诊 胃痛大减，食欲也开，咳嗽减，头晕神倦，大便未解，口不渴。苔白，脉仍弱。再服原方 4 剂。

三诊 胃痛已止，大便畅快，月余因劳力复发，求复诊，脉弱，是血气亏少，宜补益之剂。

方药 十全大补汤加减。黄芪 15 g，白术 12 g，茯苓 12 g，当归 12 g，生地黄 12 g，白芍 9 g，附子（先煎）9 g，甘草 3 g，肉桂（后下）5 g，生姜 9 g，大枣 4 枚。5 剂，水煎服。5 剂后告愈。

按 本案患者因情绪不畅，气滞所致胃痛。疾病日久，久病多积，易入血入络，故治疗宜从气、血等着手。《黄帝内经》："血气不和，百病乃变化而生。"故其治法当以疏肝理气，化瘀止痛。故以芍药甘草附子汤为主，加玄胡、柴胡、陈皮疏肝理气，加丹参、乳香、没药、生地活血化瘀滋阴。二诊胃痛大减，方已奏效，效不更方，进服 4 剂。三诊时胃痛已止。后因劳力复发，诊时，脉弱，是血气亏少，宜补益之剂。以十全大补汤加减治疗。

治疗先缓解主要症状，再予以治本，配伍精当，疗效显著。注意活血药大多能活血通经，有的还能破血、堕胎、催产，故妇女月经过多或孕妇当禁用。

病案 3

晏某，男，46 岁，湖南衡东县人。

初诊　反复胃脘部疼痛 7 年。患者 7 年来胃脘部疼痛，呕吐清水，闻油烟、臭气呕吐更甚，痛甚时见胃部抽筋样跳痛，夜寐差，初起时大便硬，后大便溏稀，纳差，上述症状反复发作。每年 6 月能自愈，但现今虽已 6 月，仍疼痛不止，形体虚瘦。舌质淡，苔白腻，脉细弱。中医诊断：胃脘痛。中医辨证：脾胃虚寒，内有积滞。治法：温中和胃，消积止痛。

方药　党参 15 g，厚朴 6 g，黄芪 15 g，白术 15 g，川楝子 6 g，北姜 3 g，白芍 12 g，甘草 3 g。1 剂，水煎服。

二诊　服药后大便溏，疼痛加重，为积食已动，脉涩。

方药　党参 12 g，白术 15 g，北姜 9 g，川楝子 9 g，白芍 15 g，甘草 6 g，厚朴 9 g，花椒 6 g。1 剂，水煎服。

三诊　疼痛已减，大便已调和，脉涩。

方药　当归 18 g，党参 15 g，花椒 12 g，炙甘草 6 g，白芍 30 g，桂枝 9 g，北姜 9 g，青皮 9 g，柴胡 15 g，大枣 10 枚，饴糖 15 g。10 剂，水煎服。药后，胃脘部疼痛消除，大便已调，诸症皆除。

按　本案患者以胃脘痛为主症，且反复发作 7 年之久。久病多虚，脾胃居中焦，为后天之本，升降之枢，脾胃虚弱，运化水谷之功必受影响，导致饮食停滞，胃气失和，胃中气机阻滞，不通则痛。方中黄芪、党参、白术补虚益气健脾，白芍、甘草缓急止痛，厚朴、川楝子、柴胡、青皮等疏肝行气和胃，大枣、饴糖补脾养胃，诸药配伍，脾胃功能健运，水谷之积易化。方证对应，故有良效。

病案 4

罗某，男，33 岁，湖南衡东县人。

初诊 反复间歇性上腹部疼痛 9 年。患者诉 9 年前因暴饮暴食，出现胃脘部疼痛不适，多次外院就诊，症状未改善。现进食后即疼痛不适，遇寒加重，得温痛减，每日中午疼痛加重伴身体疲倦，夜寐差。舌淡，苔薄白，脉象正常。中医诊断：胃痛。中医辨证：寒邪客胃，心脾气虚。治法：温胃散寒，补益心脾。

方药 良附丸合归脾汤加减。高良姜 10 g，吴茱萸 9 g，香附 10 g，陈皮 6 g，山药 20 g，党参 10 g，黄芪 10 g，远志 4 g，桂枝 6 g，木香 10 g，炙甘草 9 g，酸枣仁 10 g。6 剂，水煎服。

二诊 患者服药 6 剂后疼痛缓解，身体疲倦、食欲好转，睡眠好转，要求继续服药巩固疗效。

方药 高良姜 10 g，吴茱萸 9 g，香附 10 g，陈皮 6 g，山药 30 g，党参 10 g，黄芪 10 g，远志 4 g，桂枝 6 g，木香 10 g，炙甘草 9 g，酸枣仁 10 g，当归 10 g。10 剂，水煎服。后告痊愈。

按 胃痛其病因不外乎寒邪客胃、饮食不节、情绪失调、脾胃素虚、药物损害。清·高世拭《医学真传·心腹痛》指出要广义理解和运用通法：

"夫通者不痛，理也，但通之之法，各有不同。调气以和血，调血以和气，通也；……寒者温之使通，无非通之之法也。若必以下泻为通，则妄矣！"本案患者因暴饮暴食起病，病程日久，伴长期服药损伤脾胃，脾胃运化不足，致心血不足，心脾失养，故出现夜寐差。寒邪客胃，则遇寒痛增，得温痛减。胃不和则卧不安，故治疗上需散寒之法与补益心脾之法兼顾。选用良附丸合归脾汤加用吴茱萸、桂枝增强散寒之功，陈皮燥湿健脾，朱砂镇心安神。诸药合则达散寒、健脾、补心安神之效，药已对证，病渐皆除。

病案 5

刘某，男，43 岁，湖南衡东县人。

初诊　反复胃脘部间歇性胀痛 6 年，复发加重 2 日。胃痛疗好不久，痛每由中午渐渐加重，至半夜息，秋冬加重更甚。前日重劳复发，胃部觉胀，全身大痛，面部浮肿。自服樟脑片，痛胀均减，邀余诊之。现口苦，舌苔薄白稍干，脉沉弦。中医诊断：胃痛。中医辨证：脾虚肝郁。治法：益气健脾，柔肝和胃止痛。

方药　黄芪 12 g，西党参 12 g，白术 12 g，白芍 12 g，柴胡 9 g，厚朴 6 g，广木香 9 g，炙甘草 6 g。3 剂，水煎服。

二诊　胀痛大减，食欲尚可，面部浮肿稍减。舌苔薄白不干，脉沉稍弦。

方药　黄芪 12 g，白芍 12 g，神曲 12 g，茯苓 12 g，白术 12 g，砂仁（后下）12 g，麻皮 12 g，麦芽 12 g，西党 15 g，秦归 18 g，生姜 3 g，大枣 4 枚，炙甘草 3 g。5 剂，水煎服。并续服全鹿丸及十全大补丸各 500 g 后，终告愈。

按 患者素有胃脘部胀痛病史，经久不愈，遇劳或入秋冬即发，午后渐渐加重，辨证当属脾虚肝郁之证。病程日久，脾胃渐衰，则后天之精无以生化，有成虚劳之势。故此次劳累后发作面部浮肿，胃胀痛，脉沉弦，口苦，予黄芪、党参、白术健脾和胃，厚朴、木香行气止痛。二诊胀痛大减，前方基础上加神曲、麦芽、茯苓等消食导滞，白芍、麻皮和中止痛。5剂后，予全鹿丸及十全大补丸补虚健体而告愈。

病案 6

胡某，男，20岁，湖南株洲市人。

初诊 反复心窝部痛半年，加重伴呕吐1周。患者诉去年冬季开始每日半夜心窝部痛，天亮方止，白天微痛，至今年5月出现食后恶心呕吐，呕尽则痛减。医以消食清热散寒等剂好转，现恶心欲呕及腹痛较前减轻。舌苔白腻，脉细无力。中医诊断：胃痛。中医辨证：脾胃虚寒，湿浊内蕴。治法：温中健脾，化湿和胃。

方药 吴茱萸9g，白芍12g，厚朴9g，陈皮9g，藿香10g，白术15g，麦芽9g，乌药9g，细辛4g，制附子（先煎）3g，法半夏6g，砂仁（后下）6g，神曲6g，甘草3g。4剂，水煎服。

二诊 服前方后无呕吐及腹痛，但口淡，身倦。20日后复诊，又恶心欲呕，无腹痛，食欲不振，脉无力。

方药 制附子（先煎）6g，北姜3g，黄连3g，黄芪12g，黄芩4g，法半夏12g，麦芽12g，细辛4g，神曲9g，生姜9g，大枣6枚。5剂而愈。

按 本案病属胃痛。患者初起因饮食失调复感寒邪为病，日久迁延未愈，脾胃受损，由实转虚，形成虚寒胃痛。因脾胃功能虚弱，失于运化，湿浊阻滞，而见腹痛。伴恶心呕吐，身倦，纳差等症，脉象亦为脾胃虚弱之象，投以温中散寒、行气化湿之剂。胃痛的治疗以理气和胃止痛为大法，旨在疏通气机，通而痛止，此患者属脾胃虚寒证，温胃健中即所以通。《临证指南医案·胃脘痛》："胃痛久而屡发，必有凝痰聚瘀。"故佐少量黄芩、黄连燥湿之品，厚朴、陈皮等行气化痰之药，符合"通法"之本意，因此本案方获全效。

病案 7

刘某，男，46 岁，湖南衡东县人。

初诊 胃脘部胀痛 1 个月，鼠蹊部及少腹疼痛 20 日。1 个月前思虑过度又劳伤其心身，初胃部发痛，前依本人诊疗已减，继经某所诊疗不但胃痛未减，反头痛身热，纳差，近 20 日来鼠蹊部（是指人体腹部连接腿部交界处的凹沟，位于大腿内侧生殖器两旁）及少腹牵连亦作痛。现症同前，四肢乏力，大便干结，舌质红，苔稍黄，脉弦数。中医诊断：胃痛并腹痛。中医辨证：肝郁化火，脾虚气滞。治法：清热疏肝，行气通腑。

方药 丹栀逍遥散加减。当归 12 g，泽泻 9 g，牡丹皮 9 g，茯苓 9 g，白芍 12 g，柴胡 9 g，郁金 9 g，火麻仁 9 g，栀子 9 g，西党参 15 g，牵牛末（药汁冲服）3 g。5 剂，水煎服。

二诊 胃、腹疼痛稍缓解，食欲开，无发热，四肢仍无力，少腹微胀，重压乃痛，小便清长，大便仍干结，2 日一行，脉稍迟。

方药 六味地黄丸加减。何首乌 24 g，熟地黄 18 g，茯苓 12 g，泽泻 12 g，大黄（泡服）3 g，山药 12 g，山茱萸 9 g，牡丹皮 9 g。3 剂，水煎服。

三诊 症脉如前。

方药 六味地黄丸加减。何首乌 24 g，延胡索 6 g，山茱萸 9 g，甘草 3 g，大黄（泡服）6 g，熟地黄 12 g，山药 9 g，牡丹皮 9 g，桃仁 9 g，郁金 6 g，牵牛末（药汁冲服）3 g。2 剂，水煎服。

四诊 少腹胀消，鼠蹊部尚觉按痛。如食过多，则胃脘胀。小便黄，大便排出困难。脉稍数。

方药 当归尾 12 g，西党参 12 g，桃仁 9 g，赤芍 12 g，牵牛子 6 g，大黄（后下）9 g，乌药 9 g，青皮 9 g，郁金 12 g，牛膝 9 g，栀子 9 g，黄连 3 g。3 剂，水煎服。

五诊 大便较前通利，食欲可但消化欠佳，如食稍多则胃脘胀，矢气常作。体力增强，头不晕。

方药 川芎 9 g，香附 9 g，红花 9 g，火麻仁 9 g，乌药 9 g，郁金 9 g，当归 15 g，郁李仁 9 g，大黄（后下）9 g，桃仁 9 g，青皮 9 g，赤芍 9 g。3 剂，水煎服。

六诊 大便稍困难，胃部胀，压则痛。

方药 枳实 15 g，槟榔 15 g，大腹皮 12 g，乌药 12 g，香附 9 g，茴香 9 g，青皮 9 g，郁李仁 9 g，玉竹 12 g，白芍 12 g，厚朴 6 g。6 剂，水煎服。

七诊 食欲可，不能多食。头不晕，身体不能重劳，如劳过重则腰股酸痛且胀，轻劳不觉困难。舌苔薄白，舌质红，脉平。

方药　西党参15 g，当归9 g，川芎9 g，白芍9 g，熟地黄9 g，厚朴6 g，陈皮9 g，枳壳9 g，广木香9 g。水煎服，连服10剂而安。

按　本案患者思虑过度，身心疲倦，肝郁气滞，胃痛而发，初起有头身痛，并发热，少腹痛，四肢乏力，大便难。考虑肝郁化火，脾虚气滞证，予丹栀逍遥散加减。二诊时，诸症已缓，大便仍干结，2日一行，考虑肾阴不足，津亏肠燥所致，予六味地黄丸加减，滋阴祛火，润肠通便。以后各诊随其证候。予润肠丸合六磨汤加减，顺气导滞，润燥通便，大便较前通畅。继用行气导滞之品，六诊后胃脘、少腹疼痛等症消除。最后予四物汤加减，行气补血，10剂而安。注意：本案方药妊娠或哺乳期妇女禁用。

病案 8

董某，男，57岁，湖南衡东县人。

初诊　上腹部反复隐痛3年余。3年来每逢秋末即发，至冬天其痛尤甚，喜温喜按。春来温暖，渐就瘥减而愈。每发痛时，午后起始，渐渐加重，至半夜逐渐痛止。大便坚，舌淡红，苔白，脉弦而迟。中医诊断：胃脘痛。中医辨证：脾胃阳虚，寒凝胃脘，腑气不通，不通则痛。治法：温阳祛寒，和胃止痛。

方药　附子理中汤加减。熟附子（先煎）6 g，北姜12 g，白术12 g，党参12 g，白芍15 g，大黄（泡服）5 g，厚朴9 g，陈皮9 g，甘草5 g，生姜12 g，砂仁（后下）6 g。4剂，水煎服。

服4剂后胃痛止。再发痛时，亦拿原方买药，服之痛止病又愈。

按　本案胃脘痛由脾胃阳虚所致。经云："春夏为阳，秋冬为阴；白天为阳，夜间为阴；白天上午为阳中之阳，午后为阳中之阴；夜间上半夜为阴中之阴，下半夜为阴中之阳。"患者老年男性，中阳不足，寒自内生，则每逢秋末则痛，阳愈虚则痛亦甚，春来得温则减。而且一天中发作胃脘痛病，以午后起病，半夜痛止，具有很明显的阴阳属性。阳虚寒凝，不温通则痛，予之附子理中汤加减以温阳祛寒，补气健脾。佐以大黄、厚朴、陈皮以通腑行气。服至 4 剂，胃脘痛之病证大为好转。如若再犯，可予此方巩固再治之而痛止病愈。

病案 9

万某，男，58 岁，湖南长沙县人。

初诊 阵发性上腹部疼痛 20 余年。每发上腹部疼痛喜重按，痛甚时冷汗淋漓，平时大便稀，曾在某医院住院治疗，平时服药不计其数，均无明显效果。现面色黧黑，语声微细，舌淡苔薄白，脉细迟。中医诊断：胃痛。中医辨证：中阳虚衰，阴寒内盛。治法：回阳健胃，温中祛寒。

方药 附子理中汤加减。附子（先煎）24 g，西党参 30 g，当归 12 g，白术 24 g，肉桂粉（泡服）3 g，益智 9 g，花椒 9 g，草豆蔻 9 g，北姜 3 g，吴茱萸 6 g，酒白芍 9 g，陈皮 5 g。7 剂，水煎服。忌寒凉油腻之食物。服 3 剂，病无增减，嘱再服 4 剂必效。后此方服 20 剂，诸证悉除完全治愈。

按 胃脘痛有寒热虚实等诸般不同，本案是中焦脾胃虚寒，阳虚失煦，寒从中生，故发痛时喜按，脾胃中阳极弱，卫阳虚衰，故痛甚时冷汗淋漓，且大便多溏，是为火衰之候，此时非用大辛大热之品以扶衰微之阳气不可，故用附子、北姜、白术、肉桂以回阳祛寒以救逆，阳气来复，血气通畅则胃脘痛自行消除，其余诸症随之亦解。

病案 10

岑某，女，42 岁，湖南衡山县人。

初诊 反复脘腹痞胀嘈杂伴头痛 2 年。患者平素脘腹不适，前年 5 月结扎手术后脘腹痞胀，伴恶心呕吐，巅顶绵绵作痛，喜温喜按，形体消瘦，神疲乏力，食生冷后痞胀更甚，时时嗳气。上述症状持续 2 年。现症同前，身疲软，耳鸣，近日手足心发热，大便 2～3 日 1 行，小便灼热。舌淡红，苔薄白，脉右细无力，左脉稍软。中医诊断：胃胀合头痛。中医辨证：气阴两虚，营血不足。治法：滋阴养血，健脾益气。

方药 人参养荣汤加减。生地黄 18 g，川芎 9 g，茯苓 9 g，白术 12 g，炙黄芪 10 g，白芍 10 g，麦芽 12 g，神曲 12 g，当归 15 g，西党参 15 g，炙甘草 6 g，生姜 4 片，大枣 6 枚。8 剂，水煎服。

二诊 胃胀、头痛各症状明显好转，舌苔薄白，脉细弱。

方药 白术 15 g，薏苡仁 15 g，豆蔻 9 g，扁豆 9 g，芡实 9 g，陈皮 9 g，神曲 9 g，生姜 9 g，西党参 24 g，茯苓 12 g，玉竹 12 g，麦芽 12 g，炙甘草 3 g，莲子（去心）10 粒。10 剂，水煎服。

服完 10 剂后，胃胀及头痛症状消失，二便正常，疲乏无力，耳鸣明显好转。需继续调治。

按 胃胀是因胃病日久，脾胃失健，气机阻滞所致。本案患者结扎后正气受损，脾失健运，气机不畅，发为胃胀，气血生化无源，水谷精微之气无法上注于头，脑窍失养，则发头痛。治以气血双补之人参养荣汤，阴虚内热之象明显，将熟地黄换为生地黄以滋阴清热，去其肉桂等温热之品；患者食滞胃脘，遂加麦芽、神曲消食导滞。药中病机，故收效甚佳。

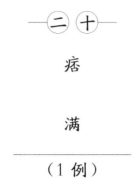

二十

痞

满

———————

（1 例）

病案

王某，女，37 岁，湖南衡东县人。

初诊 脘腹胀闷不舒 1 年。患者诉 1 年前开始腹部胀闷，听之腹部有水声，食后更胀，食欲差，便稀，日排多次，小便不多，头晕头胀，睡眠不安，畏冷，心悸，面色萎黄。舌苔白偏腻，脉弦濡。中医诊断：痞满。中医辨证：脾胃虚弱，饮留胃肠。治法：运脾和胃，利水渗湿。

方药 升阳益胃汤加减。党参 12 g，黄芪 20 g，川附子（先煎）10 g，桂枝 6 g，白术 6 g，厚朴 6 g，神曲 6 g，延胡索 6 g，苍术 6 g，大腹皮 6 g，茯苓 12 g，甘草 3 g，干姜 3 g，车前子 9 g，泽泻 9 g，法半夏 9 g，陈皮 9 g，炙香附 9 g，猪苓 12 g。水煎服。连服 50 剂方效。

按 本案以"脘腹胀闷不舒"为主症，属"痞满"范畴。且伴腹部沥沥有水声，头晕头胀等症状，证属脾胃虚弱，饮停胃肠。脾胃虚弱，滞留中焦，阻遏阳气，清阳不升则头晕头胀，浊阴不降则大便稀且次数多。选方以升阳益胃汤为主方，由其病久，渐渐累及脾阳，水湿内聚成饮，方中以干姜、附子温脾阳，法半夏、陈皮、香附、苍术理气燥湿，畅其中焦之气、泽泻、猪苓等淡渗利湿之品使湿从下而出；厚朴、神曲消其胀闷之感。全方标本兼治，补而不滞。嘱其少食多餐，进食易于消化的食物。

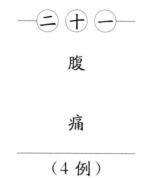

二十一

腹

痛

（4 例）

病案 1

王某，男，36 岁，湖南衡东县人。

初诊 上腹部疼痛伴恶心呕吐 2 日。患者平素喜食肥甘厚味，2 日前进食油腻之物后上腹部剧烈疼痛，其痛放射至左胁下，伴有恶心呕吐，腹胀满痛，拒按，发热不恶寒，口渴喜冷饮，大便燥结，小便短赤。舌红，苔黄燥，脉弦。中医诊断：腹痛。中医辨证：湿热内结，气机壅滞，腑气不通。治法：和解少阳，内泻热结。

方药 大柴胡汤加减。柴胡 18 g，黄芩 9 g，法半夏 9 g，大黄（后下）9 g，龙胆 9 g，枳壳 9 g，白芍 9 g，木香 9 g，郁金 9 g，芒硝（冲服）9 g。3 剂，水煎服。

二诊 腹痛明显减轻，腹部柔软，舌红，苔薄黄，脉弦。复进上方 3 剂，病告愈。嘱其避油腻之物。

本病加味药物。热重：金银花，连翘，黄芩，黄连，黄柏，柴胡。湿重：藿香，佩兰，车前子，木通，泽泻，六一散。行气止痛：木香，厚朴，枳壳，乌药。活血止痛：玄胡，川楝子，桃仁，红花。食积：莱菔子，槟榔，鸡内金，焦三仙。腑实大便结：大黄，芒硝，郁李仁，火麻仁。虫积：

苦楝皮，使君子，槟榔，雷丸，鹤虱，细辛，花椒。呕吐：赭石，法半夏，竹茹。胸满：牡蛎，厚朴，枳实。背痛：瓜蒌，薤白，防风，秦艽，附子。中寒：附子，干姜。阴虚：玄参，石斛，麦冬。抽搐：钩藤，石决明。饮酒者：葛花。

按 本案患者过食肥甘厚味，酿生湿热，蕴结中焦，气机壅滞而致腹痛，为实性腹痛，故以内泻热结为主要治法。《金匮要略》："按之心下满痛者，此为实也，当下之，宜大柴胡汤。"以大柴胡汤加减治之，初诊所见胁下疼痛，为湿热交阻于肝胆之络，热结于里，去其人参、甘草之补益，加入龙胆清泻肝胆之火，佐以木香、郁金行气之品，以运脾行气促进脾胃恢复正常功能。第二诊时腹痛明显减轻，考虑药已中的，复进3剂而愈。诸药结合，湿热去，气机畅，腑气通，故疗效显。

病案 2

杨某，女，33 岁，湖南长沙县人。

初诊 右中下腹疼痛 5 日，加重 2 日。患者诉约 5 日前无明显诱因出现右侧中下腹痛，初隐隐作痛，疼痛不剧烈，近 2 日来疼痛加重，起身、咳嗽时明显。时感恶心，伴发热乏力，最高 38.5 ℃。于急诊就诊查血常规白细胞 12.17×10^9/L。血人绒毛膜促性腺激素（HCG）、血淀粉酶阴性。全腹彩超未见明显异常。急诊予抗感染、护胃等输液对症处理后即呕吐一次，且发热更甚。遂来就诊。诊时见痛苦面容，来即伏案于诊疗桌，起坐皱眉。查腹软，右侧中下腹压痛，无明显反跳痛，测得体温 38 ℃。恶心，乏力，纳差，大便 3 日未解。舌淡红，苔白腻，边有齿痕，脉沉滑数。中医诊断：腹痛病。中医辨证：中焦湿阻，郁而化热。治法：健脾燥湿，清热通腑。

方药 厚朴三物汤合痛泻要方加减。厚朴 10 g，生大黄 6 g，白术 10 g，防风 10 g，陈皮 10 g，白芍 20 g，佛手 10 g，茯苓 10 g，柴胡 10 g，砂仁

（后下）5 g，蒲公英 20 g，败酱草 30 g，豆蔻 6 g，鸡内金 20 g，党参 10 g，黄连 3 g，龙胆 3 g，法半夏 10 g，炒芡实 10 g，甘草 12 g。3 剂，水煎服。

二诊 诉服 1 剂后，当晚即解大便数次，翌日即无发热，服 3 剂后，腹痛明显减轻。舌淡红，苔薄白，脉沉缓。

方药 原方稍作增减。佛手 10 g，茯苓 10 g，陈皮 10 g，柴胡 10 g，白术 10 g，防风 10 g，姜厚朴 16 g，砂仁 5 g，蒲公英 20 g，败酱草 30 g，鸡内金 10 g，豆蔻（后下）6 g，白芍 20 g，党参 10 g，龙胆 3 g，炒扁豆 10 g，法半夏 10 g，槲寄生 10 g，甘草 6 g，炒芡实 10 g。服 4 剂后，诉腹痛基本消失，亦无发热。门诊查血常规白细胞 9.04×10^9/L，已恢复正常水平。嘱清淡饮食，避风寒。

按 腹痛发病涉及脏腑与经脉较多，病理因素主要有寒凝、火郁、食积、气滞、血瘀。病理性质不外寒、热、虚、实四端。本案患者本疼痛不剧，但未及时诊疗，腹痛渐重，且有发热。门诊查舌苔白腻，边有齿痕，脉沉滑数，考虑素有脾胃虚弱，寒湿内阻，郁而化热。治以健脾燥湿，清热通腑之法为要。六腑以通为要，不通则痛，患者服药后当晚即大便数次，腹痛即减。药中病机，7 剂而愈。注意：育龄期女性腹痛患者，尤需诊明原因。本案患者已查血 HCG 阴性，全腹彩超未见异常，方遣方用药。

病案 3

邓某，女，47 岁，湖南衡东县人。

初诊 产后腹部胀痛放射至背部，伴口苦、大便不畅 6 日。生儿 2 个月后大食狗肉 2 餐，不久自觉腹中渐渐加胀，胀痛至脐上约 8 cm 处。西医检查：肝在右肋下二指剑突下二指。给肝维隆 100 片，维生素 B_1 100 片，按说明服后小便灼，大便不畅，食欲正常，右上腹胀时发疼痛，放射至背部，其痛处可得揾揉一时反快，并有时眉骨眼球胀痛，口苦咽干。舌苔黄腻，脉沉细。中医诊断：腹痛。中医辨证：胃肠肝胆湿热壅滞。治法：泄热通腑，行气导滞。

方药 大柴胡汤加味。柴胡 12 g，枳实 9 g，白芍 9 g，黄芩 9 g，小茴香 9 g，厚朴 9 g，郁金 9 g，陈皮 9 g，青皮 9 g，生大黄 5 g，生姜汁（兑服）9 mL。6 剂，水煎服。

服后胀痛大减，但劳作时腰背作痛，再服 4 剂痊愈。

按 《金匮要略》："按之心下满痛者，此为实也，当下之，宜大柴胡汤。"用手按压患者的心下胃脘两胁肋部，自觉感到胀满而疼痛不适。此属于实证。心下即胃之上脘，患者大便不畅，虽饮食如常，但胀按痛，为胃肠中湿热食壅所致，则当下之，但邪位于上脘，连与表，表里双行，攻发难施，使用大柴胡汤，使上邪从表而出，患者小便灼，用大柴胡汤使内邪从下而出也。方中重用柴胡为君药，配以黄芩和解清热，少量使用大黄配以枳实以泄阳明热结，行气散痞消胀。患者背部疼痛系胆经所过部位，前额的眼球及眉棱骨处属阳明经循环部，今胃肠湿热壅滞，故前额眼球疼痛。方中运用白芍柔肝缓急止痛，与大黄相配以治实痛，与枳实相配以理气活血，除心下胀满不适；佐以郁金活血通络，行气解郁；陈皮、青皮理气健脾，疏肝破气消积；茴香理气和胃止痛；厚朴通下除满。方中加用生姜理气降逆，能合营卫而行气止痛。药证合拍，腹痛诸症皆除，患者告愈。

病案 4

刘某，女，32 岁，湖南长沙县人。

初诊 下腹部疼痛，伴神疲畏寒 4 年。4 年前有心中灼热，喜热饮，伴有四肢胀痛，下腹部疼痛尤为明显，怕冷，月经颜色深黑，热敷后腹痛明显减轻，神疲乏力。舌淡，苔白，脉弦细。既往怀孕时也有腹痛病史。中医诊断：腹痛。中医辨证：脾胃虚寒。治法：温中补虚，散寒止痛。

方药　小建中汤加减。桂枝 6 g，当归 10 g，白芍 30 g，小茴香 10 g，麻黄绒 4 g，甘草 5 g，木香 10 g，炙黄芪 15 g，饴糖 10 g，高良姜 10 g。3 剂，水煎服。

二诊　3 剂后诸症缓解。

方药　香附 10 g，党参 10 g，白术 10 g，五灵脂 10 g，炙甘草 6 g，干姜 6 g，石菖蒲 10 g。3 剂，水煎服。

三诊　服 3 剂后腹痛症状缓解。

方药　香附 10 g，党参 10 g，当归 10 g，茯苓 10 g，白术 10 g，山药 10 g，干姜 10 g，石菖蒲 10 g，甘草 5 g，木香 10 g。4 剂，水煎服。

四诊　服 4 剂后腹痛症状消失。

方药　当归 10 g，白术 10 g，党参 10 g，黄芪 10 g，茯苓 10 g。4 剂，水煎服。

五诊　水煎服 4 剂月经正常来潮，无腹痛症状，舌脉正常。

方药　香附 10 g，远志 6 g，甘草 5 g，木香 10 g，生姜 6 g。4 剂，水煎服。身体恢复正常。

按　本案系中焦虚寒，肝脾不和的腹痛，腹中拘急疼痛，怕冷喜热，神疲乏力，舌淡，苔白，脉弦细，一派脾胃虚寒之象，予以小建中汤主之，疗效显著。《伤寒论·辨太阳病脉证并治》："伤寒，阳脉涩，阴脉弦，法当腹中急痛，先予小建中汤，不差者，小柴胡汤主之。"本案系脾胃虚寒，气血亏虚的典型病案，服药效果显著，多次就诊后，患者腹痛症状消失，连同月经及气血亏虚一起调理，恢复正常，达到异病同治的效果。

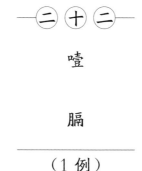

噎膈

___

（1例）

病案

刘某，男，61岁，湖南衡东县人。

初诊 进食吞咽不顺畅约3年。患者诉早3年前渐感吃饭吞下不顺畅，似塞留胸间，数分钟后方渐渐咽下，之后间或噎塞。到现在屡屡噎于胸间，一口饭要分几次咽下或用水送下，餐后屡屡呃逆反胃，持续约3年。现症同前，食欲差，形体消瘦。舌苔白腻，舌质稍暗红，脉大弦。中医诊断：噎膈。中医辨证：痰气交阻于食管。治法：开郁化痰，润燥降气。

方药 法半夏10 g，麦芽15 g，大黄3 g，豆蔻3 g，白芍9 g，薄荷9 g，厚朴9 g，甘草9 g，丁香3 g，细辛4 g，生姜汁（兑服）10 mL。7剂，水煎服。

二诊 服上方7剂后，进食较顺畅，噎塞感明显消退，但有间歇性呃逆，食欲增，形体仍瘦。舌苔白腻厚稍减，脉弦大。

方药 法半夏10 g，麦芽18 g，丁香6 g，厚朴6 g，薄荷9 g，陈皮9 g，白芍9 g，大黄3 g，豆蔻3 g，北姜3 g，甘草3 g。10剂，水煎服。生姜汁、白蜜各1汤匙，服5剂噎塞感比上次更减轻。服完10剂后，进食噎塞感完全消失，食欲正常，体重增加，舌苔薄白，脉柔有力。

　　按　本案属于中医学"噎膈"范畴。患者以饮食梗阻难下为主症，符合《济生方·噎膈》所言"其为病也，令人胸膈痞闷，呕逆噎塞，妨碍饮食，胸痛彻背，或胁下支满，或心忡喜忘，咽气不舒"之症。噎膈发病在上焦，痰气交阻，胃失和降上逆动膈，故饮食难下，呃逆反胃，治宜降逆化痰为主，故重用半夏降胃之浊气，配伍厚朴、丁香降逆和胃。该患者饮食难下数年，气郁日久而化热，可出现大便干结等症状，可与小剂量大黄，通利胃肠之气使邪热从下而解。诸药合用，使郁痰化，脾气运，腑气通，取效明显。宜辨证推广使用。

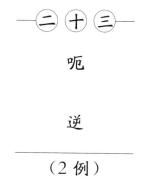

呃逆

（2例）

病案 1

刘某，男，58 岁，湖南衡山县人。

初诊 喉间呃逆有气往上冲 1 个月。患者 1 个月前因患痔疮和阴囊湿疹并左肩肘腕各关节痛在外院就诊，前医肌内注射"苦力芽"（苦力芽又名苦木，性味苦寒，消炎燥湿，清热解毒）每日 1 支。约 1 个月后，胃中寒气上逆致成本病证。在呃逆期间，又滴注 500 mL 氯化钠 2 次，呃逆虽然止，但其症状 3～4 日 1 发，发则 1～2 日，如是循环不止。现症见：午后寒战，开始要覆大被，初觉心乱，有气从少腹直冲而上，呃呃有声，呃声有力，轻者虽气冲但不至喉。寒战时有热微汗，平时要大哼一声方觉畅快，头晕眼蒙，步行方向有时发生偏差，夜里口干，食欲正常，下午脚稍浮肿。舌苔白滑，脉弦大而紧。中医诊断：呃逆。中医辨证：寒邪阻胃，胃气上逆。治法：祛风散寒，降气除逆。

方药 金沸草散加减。旋覆花（包煎）12 g，法半夏 9 g，白芍 9 g，甘草 6 g，前胡 9 g，白茯苓 12 g，荆芥 6 g，生姜 6 片，大枣 3 枚，麻黄 2 g。2 剂，水煎服。

二诊 服 2 剂后，呃逆稍减，头晕眼蒙减轻，但小便比平夜里要多排

2～3 次。

方药 西党参 24 g，肉桂（后下）6 g，前胡 6 g，茯苓 12 g，荆芥 3 g，法半夏 9 g，白芍 9 g，旋覆花（包煎）9 g，麻黄 3 g，细辛 3 g，当归 18 g，沙苑子 12 g，大枣 4 枚，香附 6 g，炙甘草 3 g。3 剂，水煎服。

三诊 服 3 剂后，只白天发呃逆，夜间不发。

方药 西党参 12 g，肉桂（后下）3 g，酸枣仁 9 g，白术 9 g，当归 9 g，五味子 5 g，茯苓 24 g，炙甘草 5 g。6 剂，水煎服。

四诊 中药服 4 剂呃减，过 2 日又恶寒发呃逆，比前稍减，小腹胀，大小便、食欲正常，脉弦紧如故。

方药 香附 15 g，北姜 6 g，肉桂（后下）9 g，公丁香 6 g，西党参 12 g，当归 12 g，甘草 5 g，茯苓 12 g。5 剂，水煎服。

因左手肩肘腕及手指各关节酸痛，两膝及右手关节活动不利，穿衣及上举或前后转动都受限。

方药 当归 30 g，独活 12 g，白芍 30 g，秦艽 15 g，西党参 15 g，川芎 15 g，生地黄 9 g，木通 9 g，白芥子（包煎）6 g，藁本 9 g，薄荷 6 g，羌活 6 g，白术 12 g，细辛 3 g。5 剂，水煎服。

五诊 前方服 5 剂后，肩腕关节已好明显好转，诉早 1 年自觉头内痛，蹲后起身时觉头内似有一物跌下，并剧痛，要经 1 日才止。上述症状或旬余或 1～2 个月而发 1 次。前述蹲下起身的毛病，呃逆初发时，间 2～3 日 1 发，现在间 1 个月余而发，但初发呃逆时，先期怕冷，现在发呃逆时，只觉关节痛。舌薄白，脉弦。

方药　肉桂（后下）3 g，附子（先煎）6 g，五味子 9 g，茯苓 30 g，公丁香 9 g，独活 12 g，香附 12 g，西党参 15 g，当归 15 g，北姜 9 g，甘草 9 g，赭石（先煎）30 g。5 剂，水煎服。5 剂后呃逆未再复发，其他症状亦除。

按　本案患者因痔疮和阴囊湿疹以及关节痛，而肌注苦寒清热之"苦力芽"1 个月后，胃中阳伤而胃气上逆以致呃逆。《景岳全书·呃逆》："呃之大要，亦为三者而已，一曰寒呃……寒呃可温可散，寒去则气自舒也。"初方以金沸草散为主方加减，祛风散寒，降气除逆。服 2 剂稍除表邪。然表邪将去，阳气反虚，小便反多，二方加肉桂、细辛以扶正祛邪。三方以补气收敛之剂固护正气。再发恶寒，脉弦紧如故，为阳气虚，寒气盛，再拟方散寒通阳，关节仍疼痛，又仿古方羌活胜湿汤、独活寄生汤，自拟方以补气活血，除湿通络，服后症状明显改善。余以肉桂、附子补阳气，茯苓、当归、党参健脾气，公丁、北姜、代赭石之属除呃逆，调服后未再发。

病案 2

刘某，男性，26 岁，湖南茶陵县人。

初诊　喉间有气上冲，呃呃有声 5 日。因感冒后喉间呃逆，自述初起发热，头痛，经数日医治而热解，痛止随呃逆不止持续 5 日。续服未获得疗效，求余诊之。现胸中胀闷，小便灼，中医谓津少气逆上冲，西医谓横膈膜痉挛迫使胸内气上冲动。舌红，苔薄白少津，脉寸伏，关尺俱沉细。中医诊断：呃逆。中医辨证：津亏痰阻气逆。治法：降逆化痰，益气生津。

方药　旋覆代赭汤加减。旋覆花（包煎）12 g，法半夏 9 g，柿蒂 9 g，紫苏子（包煎）9 g，麦冬 12 g，天冬 12 g，枳实 6 g，麻皮 6 g，北五味子 15 g，赭石（先煎）60 g，竹茹 6 g。5 剂，水煎服。

二诊 服 2 剂胸膈稍舒，呃逆稍缓，舌不红苔黄少，小便灼。右脉有力，左寸伏，关尺沉细，体温正常。

方药 旋覆花（包煎）15 g，赭石（先煎）60 g，法半夏 9 g，麦冬 9 g，茯苓 9 g，玉竹 9 g，麻皮 12 g，枇杷叶 12 g，甘草 3 g，竹茹 24 g，柿蒂 12 g，大枣 5 枚。5 剂，水煎服。

嘱其小剂量频服，服 4 剂而安，经 1 个月后劳累复发，前方继服 5 剂而愈。

按 本案患者为外感后，津液大伤引起呃逆。《伤寒论》："伤寒发汗，若吐若下，解后，心下痞硬，噫气不除者。"此乃外邪虽经汗、吐、下而解，但治不如法，中气伤，津液已亏，痰涎内生，胃失和降，痰气上逆之故。治法予降逆化痰，益气生津，选方为旋覆代赭汤加减，因患者平素体健，胃不虚，故去人参，加重赭石至 60 g。外感后津液大伤，故加麦冬、玉竹、五味子滋阴生津。呃逆明显加降逆之柿蒂。小便灼热，加麻皮、甘草祛瘀通淋。二诊去紫苏子、枳实、五味子，改加枇杷叶、茯苓加强化痰降逆之效。并嘱频频服小剂量之法，经脾胃而化精微，疏气机，有四两拨千斤之妙，故疗效显著。注意因方中赭石、法半夏有降逆作用，妊娠者禁用之。

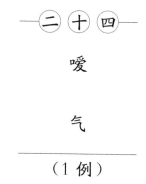

（1例）

病案

王某，女，45岁，湖南衡东县人。

初诊　胃中气体上出咽喉伴肢体筋肉瞤动8个月。因服杀钩虫药后呼吸不畅，怕冷寒战，发热后汗出，嗳气频作，其声短促无力，肢体筋肉瞤动，反复间歇性持续8个月之久。现每日清晨先心胸部继而全身发冷，30分钟后发热，再过15分钟汗出，每日1次，筋肉蠕动，发寒热时喉结两旁肌肉时时跳动，到晚上才止。时常嗳气，嗳气后反觉畅快，口不渴，大小便正常，食欲减退，舌淡，脉左弱右弦，体温38 ℃。中医诊断：嗳气合筋惕肉瞤。中医辨证：气虚津亏，胃气上逆，筋肉失养。治法：滋阴养筋，益气降逆。

方药　旋覆代赭汤加减。旋覆花（包煎）12 g，法半夏9 g，西党参9 g，麦冬9 g，陈皮9 g，柴胡9 g，甘草6 g，赭石（先煎）24 g，竹茹18 g，生姜汁10 mL。4剂，水煎服。

二诊　嗳气明显好转，筋肉瞤动基本消失，大便难，偶有胸闷，舌有点刺，脉有力。

方药 旋覆花（包煎）18 g，陈皮 15 g，法半夏 9 g，白芍 9 g，赭石（先煎）12 g，麦冬 9 g，炙大黄 6 g，丹参 10 g，甘草 6 g，枳实 9 g，竹茹 12 g。2 剂，水煎服。

按 "嗳气"古称"噫气"。《灵枢·口问》："寒气客于胃，逆从下上散，复出于胃，故谓噫。"本案患者服驱虫药后损伤脾胃，胃气阻滞而发嗳气；且寒热交作后汗出，损伤津液，筋肉失养，亦有筋肉瞤动，治疗以降逆为大法，以旋覆代赭汤为主方。方中加入竹茹、陈皮，一温一寒，温清相济，以增和胃降逆之效，麦冬养阴生津，濡养筋肉，考虑寒热交作为邪结半表半里之象，佐以柴胡和解退热。诸药合用，脾胃之气得以运转，筋肉得养，故获良效。

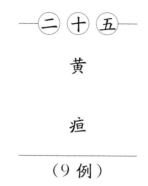

二十五

黄

疸

（9 例）

病案 1

陈某，男，39 岁，湖南衡东县人。

初诊 眼黄伴右肋下疼痛 7 个月。患者诉 7 个月前无明显诱因出现恶心纳呆，神疲乏力，检查肝功能谷丙转氨酶 162 U/L，伴右肋下疼痛，眼睛发黄。经治疗后效果不佳，故求余诊治。现症见右肋下疼痛，固定不移，有时左肋下也痛，腹胀饮食后尤甚，饮食减少嗳气，头晕且腰酸胀，神疲乏力，精神易紧张，眼黄。小便黄，大便干结，夜寐不安，容易惊醒。既往幼年曾患疟疾，已治愈。体格检查发育正常，营养中等，神清合作，全身皮肤未见黄染与蜘蛛痣等，面色晦暗，结膜充血，腹部平软，肝下界右锁骨中线，右肋弓下可扪及 3 cm 肿大，轻度压痛，双下肢轻度浮肿。舌苔白腻，脉弦细。辅助检查：胸片示右肺上结节以纤维化增生，右下腹肠系膜淋巴结核钙化。中医诊断：黄疸。中医辨证：肝郁瘀阻，脾胃虚弱。治法：疏肝理气，健脾祛湿，活血化瘀。

方药 金铃子散加减。延胡索 15 g，川楝子 20 g，苍术 15 g，黄芪 20 g，党参 15 g，藏红花 3 g，丹参 15 g，三棱 10 g，莪术 10 g，牡丹皮 10 g，栀子 15 g，连翘 15 g，龙胆 10 g，沉香 3 g。5 剂，水煎服。

二诊 经以上治疗，胁痛、腹胀、浮肿、乏力、头晕等症状逐渐减轻，但谷丙转氨酶仍高，宜用清肝火之法为主治之。

方药 龙胆 10 g，栀子 15 g，五灵脂 10 g，蒲黄 10 g，法半夏 10 g，白芍 10 g，白蒺藜 15 g，菊花 15 g，当归 10 g，陈皮 15 g，茯苓 15 g，泽泻 15 g，砂仁（后下）15 g，藏红花 3 g。10 剂，水煎服。

三诊 服药后，患者上述症状改善。腹胀大减，恶心已消失，睡眠已好。腹痛减少，胁肋痛大减，谷丙转氨酶下降至 55 U/L，并连续稳定在正常范围内。舌苔白，脉濡。嘱其续服 6 剂，巩固疗效。

按 本案患者肝气郁结，日久则气滞，气滞则血瘀，故疼痛固定不移。由于肝病犯脾，脾胃受制，胃失和降，脾运不健，故恶心嗳气，饮食不佳。三焦阻滞不利，水湿停留泛滥于肌肤之间，以致浮肿加重。气郁化火，肝升太过，则头晕头胀，面目发黄，情绪急躁，夜寐不安。《灵枢·百病始生》："内伤于忧怒，则气上逆，气上逆则六输不通，温气不行，凝血蕴里而不散，津液涩渗，著而不去，而积成矣。"则治疗方法采用疏肝理气，健脾化湿，活血化瘀，予以金铃子散加减。二诊时症状减轻，但肝功能仍有损害，说明整体功能或消化机能失调仍然存在，必须引起足够的重视。结合症状考虑以清肝火为主的治疗，服药后症状明显改善，并嘱其巩固疗效进服 6 剂直至痊愈。诸药配伍，利湿而不伤阴，补虚而不滞邪，无寒热偏胜之弊，诚为祛邪兼扶正化湿退黄之良方。

病案 2

李某，女，27 岁，湖南茶陵县人。

初诊 全身皮肤黄染 7 日。患者诉 1 周前无明显诱因出现食欲减退，有时呕吐，有发热及头脑胀痛。近两日，目黄，小便黄，大便秘结，身体消瘦，精神倦怠，皮肤发黄，舌苔浊腻，脉濡数。体查肝脏右肋弓下 5 cm 处有明显压痛。中医诊断：黄疸。中医辨证：阳黄，热重于湿。治法：清热利湿。

方药　茵陈蒿汤加减。茵陈 30 g，栀子 12 g，车前子（包煎）12 g，苍术 9 g，赤茯苓 9 g，黄芩 9 g，厚朴 3 g，生大黄 3 g，藿香（后下）6 g，陈皮 9 g，砂仁（后下）3 粒，郁金 9 g，神曲 9 g。8 剂，水煎温服。

二诊　服药后大便通畅，食欲逐渐增加，胸脘舒畅，黄疸渐退，肝区疼痛减低，舌苔转薄白，脉濡。原方进服 5 剂，水煎服。

三诊　继续服后黄疸全消失，稍胸痛，加延胡索 9 g，川楝子 9 g，白术 12 g，去大黄。继服 7 剂后，肝脏未触及肿大，无压痛。舌脉正常。

按　黄疸是以目黄、身黄、小便黄为主症的一种病证，其中目睛黄染尤为本病的重要特征。《千金要方》："凡遇时行热病，多必内瘀发黄。"究其病因病机，主要在于毒、瘀为患，毒为致病之因，瘀为病理产物。根据"湿，热、毒"之论，本案患者属于热重于湿的阳黄，属茵陈蒿汤的类型，治法宗"化湿邪利小便"的之意，治以通腑清热利湿从小便而出之。在疾病后期予以疏肝理气健脾之药，使脾气健而病气解。

病案 3

唐某，男，34 岁，湖南衡东县人。

初诊　巩膜黄染伴肝脾大、乏力 6 日。患者诉 6 日前无明显诱因出现眼睛巩膜黄染。肝区肿大，乏力，头晕发热，倦怠厌油，不思饮食，口渴，恶心呕吐，上腹胀痛，大便灰白色，尿深黄而少。苔黄腻，脉滑数。检查：体温 36 ℃，脉搏 61 次/min，呼吸 18 次/min，患者发育正常，巩膜黄染，心肺无异常，肝脾大，右肋弓下 1 cm，轻度压痛。中医诊断：黄疸。中医辨证：阳黄。治法：清热利湿，运脾健胃。

方药 茵陈 20 g，田基黄 15 g，垂盆草 20 g，糯米草 20 g，白术 15 g，甘草 10 g。煎水 500 mL。5 剂，水煎服。

二诊 服药后自觉食欲，改善，腹胀消失症状减轻尿量增多，继服原方 5 日，总胆红素降至 16.2 μmol/L，巩膜黄染基本消退，肝脾无触及明显肿大，舌苔薄黄，脉滑。余症通过半个月治疗后消失。

按 主编父亲赵辉煌老先生善于用新鲜草药治病，对于湿热黄疸这一病证喜用茵陈加如下草药：田基黄、糯米草、垂盆草、白术、甘草配伍治之，常每获奇效。茵陈为治黄疸之要药，具有显著的利胆作用，田基黄、糯米草、垂盆草以加强清热利湿退黄。但以上四药皆为寒凉之品，故加一味甘温健脾益气之白术，一是抑其寒凉之弊，二是健脾以燥湿，三是利其尿使湿邪有出路，而甘草有解毒护肝、调和诸药之功。本案患者用该方后疗效显著，是一个非常值得借鉴之良方。

病案 4

赵某，女，18 岁，湖南衡东县人。

初诊 面黄身黄，右上腹作痛，伴低热 10 余日。诉于 10 日前恶寒发热，后出现上腹疼痛，4 日后面目及全身发黄。小便色赤，大便灰白色。经当地医院诊断为传染性肝炎。住院治疗 12 日出院。黄染未褪尽，其后时发热，体虚弱。体查肝大，有压痛，舌苔黄，脉弦数。中医诊断：黄疸。中医辨证：脾胃湿热证。治法：清热通腑，化湿退黄。

方药 硝矾散（玄明粉，硼砂，白矾）每次 0.9 g，每日 2 次，口服。

二诊　服药半个月后，黄疸基本消退。无腹痛，食欲正常。肝功能指标降至正常。舌苔薄白，脉平。

按　《金匮要略·黄疸病脉证并治》："黄疸所得从湿得之。一身尽发热而黄。肝热、热在里当下之。"本案黄疸用硝矾散，清热通腑，化湿退黄。硝矾散由玄明粉，硼砂，白矾组成。玄明粉通腑热。白矾燥湿，解毒，清利湿热。动物实验：对麻醉大鼠十二指肠给药，明显增加胆汁流量，硼砂清热解毒。3 药组合则达清热通腑，化湿退黄功效。本方治疗本案患者，初服食欲不佳，并有轻度胸痛和泛恶，服用 3 至 4 日后反应消除。所有服本方的人大便都呈黑色，有的伴有轻度腹泻，用 2 至 3 日后即恢复正常，故有胃炎、胃溃疡、冠心病、孕妇及出血性疾病患者禁用，而且必须在中医医师指导下用药。相关临床治疗结果显示：本方对肝硬化伴腹水 + 肝炎等疾病有很好的疗效。最明显的是症状消除，精神改善，黄疸减退。

病案 5

汪某，男，59 岁，湖南衡东县人。

初诊　皮肤巩膜黄染，腹部及手足心发热 1 个月，伴口腔黏膜出血 4 日。自诉 1 个月前无明显诱因出现巩膜高度黄染，周身皮肤黄，可见散在出血点，腰间尤甚，腹部灼热，手足心发热，于当地医院就诊治疗无效。4 日前出现口腔出血不止，每日有 70～80 mL，不思饮食。遂来本院住院治疗。体查：体温正常，脉搏 118 次/min，呼吸 24 次/min。呈贫血重病面容，精神不振，神清。肝脏肋下一横指处压痛，脾脏肋下四横指，腹柔软。口腔黏膜出血，舌深红，苔黄糙，舌面有瘀斑，脉弦大。血常规：白细胞 11×10^9/L，血红蛋白 65 g/L，血小板：70×10^{12}/L。肝功能：谷丙转氨酶 200 U/L，谷草转氨酶 210 U/L。患者入院后已予以西医对症处理，邀请中医会诊协助诊疗。中医诊断：黄疸。中医辨证：阳明热甚，热瘀互结。治法：清热通腑，化瘀止血。

方药　茵陈蒿汤加减。茵陈 15 g，大黄（后下）6 g，栀子 6 g，当归 9 g，生地黄 12 g，阿胶（烊化）6 g。5 剂，水煎服。

二诊　患者服药 2 剂后口腔出血全止，但头昏欲倒，解 2 次柏油大便，考虑肠道再次出血，嘱再服原方加百草霜（包煎）9 g，三七粉（冲服）3 g。3 剂，水煎服。

三诊　患者服药第 5 日皮下出血点逐渐消退，舌质青，大便 2～3 次，量多，仍如柏油色，原方加皂矾 4 g。4 剂，水煎服。服药第 6 日大便 1 次色稍淡，常有饥饿感，每餐食粥两小碗。

四诊　患者服药第 9 日皮肤出血点消失，大便坚硬，色转黄，食欲已正常，巩膜黄疸大减，肝仍压痛，能在室外活动。

方药　茵陈蒿汤合四物汤再加皂矾。茵陈蒿 15 g，大黄（后下）3 g，栀子 6 g，当归 12 g，熟地黄 12 g，白芍 12 g，川芎 6 g，皂矾 6 g，车前子（包煎）10 g，白术 12 g，甘草 6 g。11 剂，水煎服。

五诊　患者服药 11 剂后，症状逐日消退，除巩膜黄染未退净，贫血未完全纠正，其他症状消失，食欲激增，精神良好，因经济原因无法继续住院治疗。复查血常规：白细胞 7×10^9/L，血红蛋白 100 g/L，血小板 140×10^{12}/L。肝功能：谷丙转氨酶 34 U/L，谷草转氨酶 38 U/L。予以茵陈蒿汤自服。服 10 剂后皮肤巩膜黄染基本消退，皮肤无出血点，口腔黏膜无出血，饮食正常，基本恢复劳动力。

病案 6

陈某，男，24 岁，湖南衡东县人。

初诊　面目及全身皮肤发黄，伴上腹、胁肋部疼痛5日。5日前无明显诱因出现上腹部和胁肋部疼痛不适拒按，面目全身俱黄如橘色，胸闷不适，食欲不振，精神疲怠，口苦，口干思饮，大便干结，小便黄。肝区疼痛，肝脏触之质软微肿。舌苔薄黄，脉弦滑。中医诊断：黄疸。中医辨证：阳黄，热重于湿。治法：清热化湿，健脾利水。

方药　茵陈蒿汤加减。茵陈15g，生栀子6g，生大黄（后下）6g，郁金9g，白芍12g，全当归6g，扁豆9g，炒黄柏6g，车前子（包煎）10g。6剂，水煎服。

二诊　患者服药6剂后，黄染和腹痛显著改善，予以巩固疗效。

方药　茵陈15g，党参12g，制鳖甲（先煎）6g，焦白术9g，茯苓6g，栀子5g，炒黄柏6g，全当归6g，甘草6g，生黄芪12g。12剂，水煎服。患者连服12剂症状全消，舌脉正常，病告愈。

病案 7

黄某，女，18岁，湖南衡东县人。

初诊　面目及全身皮肤黄染，伴上腹部阵发性绞痛、呕吐恶心3日。自诉3日前因受凉后出现上腹部绞痛，伴恶心呕吐，为胃内容物，医务室予以胃药服用后绞痛较前好转而呕吐胸闷未见改善，面目及皮肤黄染如橘色，胸脘不舒且痛，口干口苦，右肋疼痛拒按，小便短赤灼热，大便干燥。舌苔黄，脉弦滑。中医诊断：黄疸。中医辨证：阳黄，热重于湿。治法：清热化湿，健脾降浊利水。

方药　茵陈蒿汤加减。茵陈15g，生栀子6g，龙胆6g，郁金9g，白芍6g，炒黄柏3g，黄连3g，竹茹6g。3剂，水煎服。

二诊 患者服药 3 剂后自觉舒适，其恶心呕吐已平而夜眠不惬，予以原方加夜交藤。5 剂，水煎服。

三诊 患者服药 5 剂后症状及体征俱获得明显改善。

方药 甘草 6 g，红花 6 g，茯苓 6 g，苏木 6 g，郁金 6 g，白芍 9 g，当归 6 g。10 剂，水煎服。服药后患者面目、皮肤黄染及腹痛症状皆消。

按 黄疸其病机关键为湿，多由于湿邪困厄脾胃，壅塞肝胆，疏泄失常，胆汁泛溢所致。《金匮要略》："诸病黄家，但利其小便。"而茵陈有清热化湿净血作用，为治疗黄疸主药，剂量必须加大，在我们治疗过程中使用大剂量的茵陈未发现不良反应且疗效增加，1 日吃 2 剂药使血液中保持一定浓度，从而使湿热迅速从大小便排除。病案 5～7 个均属阳黄，热重于湿，都是茵陈蒿汤适应证。但病案 5 有热瘀互结之证，需加用化瘀止血之药。病案 6、7 有肝郁之症，予以疏肝之品。故同病同证，而方药仍要根据具体病情需要而定。方药与病证相合治疗才可获良效。

病案 8

张某，女，46 岁，湖南沅江市人。

初诊 全身皮肤萎黄伴头晕、心慌，胃脘部疼痛 4 年余。4 年来经常头晕、心慌、心跳快，胃脘腹部疼痛，大便每日解 6～7 次，为胶冻样物质，而且大便上带血，肛门有下坠感，伴有里急后重之感。既往患黄疸伴血吸虫病。现食欲不振，全身无力，全身皮肤萎黄，面色蜡黄，巩膜浑浊，双手及双足浮肿，需要旁人搀扶着才能勉强行走。眼睑白，舌苔薄白，脉虚而大。

辅助检查 粪便常规提示：大便有未孵化的血吸虫的幼卵（＋），同时兼有钩虫和蛔虫的虫卵。中医诊断：萎黄并血吸虫、钩虫、蛔虫病。中医辨证：虫蚀气血，心脾肌肤失养。治法：杀虫健脾，补气养血。

方药 硝矾丸主之。火硝1000 g，皂矾1000 g，大麦粉1000 g。用法按《金匮要略》中硝石（即火硝）、矾石（即皂矾）各1000 g，研磨成细末，与大麦磨成的面粉合炒，上面3种合在一起后再次研磨，用开水调和，揉成丸剂即可，揉成大豆样大小，晒干，密封收藏好防止受潮。每日早、晚各服1次，每次服用6 g，用大麦或者大米熬成粥送服即可。

注：食欲不振者初次服用时，刚开始会有一些恶心欲呕的症状，这是正常现象，连续服用3～4日后这些症状就会逐渐消失；有的人初次服用会有轻度的腹泻，连续服用1～2个月的疗程之后即可。服药期间禁食荤、喝茶等；待到痊愈之后，禁食荞麦等食物，否则该病就会复发。

二诊 患者诉服硝矾丸5日后，症状逐步改善。服用到第7日时，整体的状态发生改变：眼睑由白变红，大便日1次，食欲逐渐增加，体力较前明显上升。舌苔薄白，脉平。后查粪便常规提示：血吸虫（一）。

按 诸多虫由湿而生，其中就包括血吸虫、钩虫。"硝石"即"火硝"，该药味咸，性寒，入血分，能够解脏腑之实热。"矾石"即"皂矾"，该药味酸，性凉、燥湿，无毒。入脾经，有燥湿化痰解毒之功效。同时兼有杀虫之效。本案在治疗过程中，用大麦粥送服，则是取大麦的健脾胃之气，从而化湿之效；同时大麦性甘平，能够中和硝矾药物的峻烈；和白虎汤用粳米送服有着异曲同工之效。古代医家在使用硝石矾石散的过程中，发现服用时有刺激口腔咽喉不适之感，于是将其制作成丸剂，便于患者服用，根据经方中的几大症状"身尽黄，腹胀满，食纳差，大便次数多，大便溏"得出，该丸剂治疗血吸虫病的效果是可靠和有依据的。这也在临床使用过程中得到了印证。

主编先祖父赵和正先生还曾用此方治疗重症黄疸患者一例，患者仅仅经过7日口服药物治疗后，就得到了显著的疗效，症状有明显的改善。他认为硝矾丸对血吸虫病是肯定有效的，能够将血吸虫和钩虫消灭于无形之中，并且使患者的症状得到全方位的改善。需要注意的是该药妇女孕产期及哺乳期者禁用。

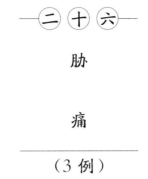

胁

痛

（3 例）

病案 1

刘某，男，35 岁，湖南衡东县人。

初诊　右侧胸胁隐痛 2 日。因右胸胁隐痛去某医院诊治，具体诊断不详，建议手术治疗，患者拒绝，遂来就诊。现仍右侧胸胁隐痛难忍，烦躁口渴，唇深红，不纳食。舌红苔薄黄，脉弦细数。患者诉既往淫欲过度，嗜酒如命。中医诊断：胁痛。中医辨证：肝络失养证。治法：养阴柔肝，理气止痛。

方药　一贯煎加减。天花粉 30 g，生地黄 24 g，黄芩 9 g，知母 9 g，麦冬 9 g，天冬 9 g，沙参 9 g，白芍 15 g，玉竹 15 g，玄参 15 g，甘草 6 g，生石膏（打碎先煎）24 g。4 剂，水煎服。

二诊　右胸胁隐痛减轻，自觉右鼻孔有火气冲出，口苦微渴，鼻孔无火气冲出时反觉烦躁，头身疲倦。大小便正常。舌红，苔白腻，脉弦无力。

方药　党参 12 g，天冬 12 g，浙贝母 12 g，白芍 12 g，玉竹 12 g，天花粉 18 g，麦冬 12 g，玄参 12 g，生地黄 30 g，甘草 6 g。4 剂，水煎服。

三诊 胸胁隐痛已除，食欲不佳，身体疲倦。舌淡红，苔薄白，脉细弱。

方药 党参 24 g，黄芪 12 g，山药 12 g，当归 18 g，山药 18 g，茯苓 12 g，陈皮 6 g，熟地黄 18 g，白术 12 g，川芎 6 g，甘草 6 g。连服 4 剂而愈。

按 本案为胁痛之肝络失养证，患者纵劳过度，嗜酒如命，使精血亏损，导致水不涵木，肝阴不足，肝络失养，不荣则痛，而成胁痛。《金匮翼·胁痛统论》："肝虚者，肝阴虚也，阴虚则脉细急，肝之脉贯膈布胁肋，阴虚血燥则经脉失养而痛。"主方为一贯煎。本方为柔肝的著名方剂。组方原则尊叶氏"肝为刚脏，非柔润不能调和"之意，在滋阴补血以养肝的基础上少佐疏调气机，通络止痛之品，宜于肝阴不足，络脉不荣的胁肋作痛。患者症状以阴虚津伤为主，故以天花粉、生石膏、麦冬、天冬、沙参、玉竹以生津止渴，生地黄、知母、白芍、玄参以养阴润燥，辅以黄芩清热，甘草止痛调和诸药，药证合拍，故效甚佳。

病案 2

陈某，男，40 岁，湖南衡山县人。

初诊 胁痛伴郁闷失眠嗳气乏力 1 年。患者诉 1 年前因情绪不良后出现郁闷不适，现觉胁下钝痛拒按，伴失眠，食多则饱闷，伴反酸、嗳气，双下肢乏力，心悸，大便干结并伴有不消化食物。苔黄，左手脉细，右手脉大。中医诊断：胁痛。中医辨证：肝郁脾虚。治法：疏肝理气，健脾止痛。

方药 柴胡疏肝散合参苓白术散加减。柴胡 10 g，白术 10 g，郁金 9 g，厚朴 9 g，香附 6 g，茯苓 10 g，陈皮 10 g，青皮 9 g，黄芪 15 g，大黄 6 g，熟附子（先煎）3 g，砂仁（后下）5 g，北姜 10 g。4 剂，水煎服。

二诊 患者服药 4 剂后，肋下按压时才疼痛，右腹部自觉有牵引不适，大便溏，每日 3 次，食纳可，夜寐欠安。

方药 白术 12 g，旋覆花（包煎）6 g，白芍 10 g，青皮 9 g，郁金 9 g，柴胡 9 g，茯苓 9 g，乌药 9 g，香附 9 g，当归 15 g，甘草 6 g，木香 9 g，鸡内金 10 g，酸枣仁 30 g。10 剂，水煎服。

三诊 患者服药 10 剂后诉肋下疼痛减轻，查体肝下缘在右肋弓下 1 cm处，食欲、大小便正常，脉平。

方药 白术 10 g，党参 10 g，乌药 9 g，柴胡 9 g，白芍 9 g，香附 9 g，青皮 9 g，麦芽 9 g，神曲 9 g，山楂肉 9 g，鸡内金 9 g，当归 15 g，茯苓 12 g，郁金 10 g，甘草 6 g。10 剂，水煎服。

按 胁痛多因情志不遂、跌仆损伤、饮食所伤、外感湿热、劳欲久病所致。李用粹《证治汇补·胁痛》对胁痛有系统的描述："因暴怒伤触，悲气结，饮食过度，风冷外侵，仆伤形……或痰积流注，或血相搏，皆能为痛。至于湿热火，劳役房色而病者，间亦有之。""治宜伐肝火为要，不可骤用补气之剂，虽因于气虚者，亦宜补泄兼施。"本案患者因抑郁致病，伴反酸、嗳气，大便干结并伴有不消化食物。因其正气未虚，治疗上先以治标。予以大黄通腑，辅以熟附子、生姜防寒凉通泄过度。疼痛大便好转后，予以治其本，疏肝理气健脾养心。以酸枣仁安神助眠。其肝郁、脾虚调理好后，以麦芽、神曲、山楂肉消食理脾。循序渐进故病症消除。

病案 3

曹某，男，36 岁，湖南衡东县人。

初诊 右胁肋疼痛 5 日。患者 5 日前突然出现右膈及肋下一指处疼痛，按压时加重，伴寒战、发热、呕吐，稍口渴，鼻息热，小便灼，大便 2 日未解。舌苔黄腻，脉弦。中医诊断：胁痛。中医辨证：肝胆湿热郁而化火。治法：疏肝利胆，行气降火。

方药　龙胆泻肝汤加减。龙胆 10 g，柴胡 9 g，白芍 10 g，丹参 10 g，黄芩 9 g，郁金 9 g，瓜蒌子 9 g，厚朴 9 g，青皮 9 g，车前子（包煎）10 g，泽泻 6 g，甘草 6 g。4 剂，水煎服。服后病愈。

按　《内经·缪刺论》："邪克于足少阳经之络，令人胁痛不得息。"本案患者因湿热之邪，郁结少阳，枢机不利，肝胆疏泄失常，郁而化火。故用龙胆泻肝汤清泄肝胆之湿热，加用郁金、厚朴、青皮增其行气疏肝之效，加用白芍、丹参、瓜蒌子柔肝活血清热。药证相合，故而病愈。

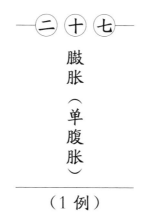

二十七

臌胀（单腹胀）

（1例）

病案

李某，女，47岁，湖南衡东县人。

初诊 腹部不适2年，肿块胀大1年，四肢水肿1个月。诉2年前生小孩后，出现先寒后热，得汗而寒热解，每日如前，症状发作1次，以后每间隔1～2日寒热交作1次，伴口渴，前年只是发热，不怕冷，遍身痛，有汗。1年后右肋下自觉内里有一肿块，按之不痛，肚胀起，但晨起稍消，有时更肿至腹股沟，疼痛并放射至肩胛骨及下腹部。四肢稍浮肿，右足尤甚。求余诊之，现腹部胀大肿痛不能侧卧，四肢水肿，身体疲倦，纳差，大便有不消化食物，时硬时溏，小便灼黄，头额空痛，手足心夜里发热，面有黑斑过半，遍身发痒出小疹，上身尤甚。舌暗红，苔白浊，脉数右弦左弱。中医诊断：臌胀。中医辨证：肝郁血瘀，脾胃气虚，水热互结。治法：清热化瘀，健脾行气，滋阴利水。

方药 西党参9g，黄芩9g，常山9g，蒲公英12g，白术12g，黄芪18g，枳壳5g，青皮5g，三棱5g，莪术5g，紫苏叶3g，豆蔻（后下）6g，北姜3g，肉桂（后下）2g，茵陈24g，山药（鲜）20g，猪苓9g，白茅根30g。7剂，水煎服。先以水煎茅根待沉去茅根纳诸药再煎。

二诊 服 5 剂小便增多，前方加生石膏（打碎先煎）15 g 服至 7 剂，四肢水肿基本消退，腹胀减轻，心里空痛和右腹痛已大减，压之方觉痛，现右侧可卧 1 小时久，但不能左侧卧位，身体痒疹也减，大便溏，舌淡红苔白，脉数有力。

方药 西党参 15 g，当归 12 g，白术 12 g，莪术 5 g，郁金 5 g，三棱 5 g，木香 5 g，肉豆蔻 5 g，常山 12 g，黄芩 12 g，萝卜子（包煎）12 g，槟榔 12 g，荜澄茄 3 g，北姜 3 g，官桂（后下）3 g，豆蔻 3 g，紫苏叶（后下）4 g，青皮 6 g，生石膏（打碎先煎）12 g。10 剂，水煎服。

未得再邀诊，传闻第 2 年已逝。

按 本案患者 2 年前产后久病不愈，右腹自觉肿块，按之不痛，放射至肩胛骨及下腹部，并四肢浮肿为主症，考虑为单腹胀。用初诊方后看二诊时，患者腹胀缓解，右腹痛也大减，四肢水肿基本消退，皮肤瘙痒也明显好转，可见方药疗效显著。叹之患者二诊后未续诊而逝。

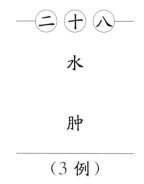

水 肿

（3 例）

病案 1

宋某，男，65 岁，湖南湘潭市人。

初诊 头面及全身浮肿 1 个月。患者 1 个月前出现头面浮肿渐及全身，面色㿠白，小便短少，阴囊肿大如拳，阴茎肿如鼓气之肠。今求诊见：全身皆肿，面色苍白，纳食欠佳，周身困乏，怕冷。舌淡白且润，脉细濡。中医诊断：水肿。中医辨证：脾肾阳虚。治法：健脾益肾，温阳利水。

方药 熟地黄 12 g，泽泻 12 g，牛膝 15 g，山药 12 g，茯苓 12 g，白术 12 g，车前子（包煎）9 g，附片（先煎）6 g，桂枝 6 g，甘草 6 g。5 剂，水煎服。

二诊 服用 5 剂，全身及阴囊浮肿明显消退，小便增多，食欲明显增加，自觉精神好转。舌淡白，脉细有力。

方药 熟地黄 12 g，泽泻 12，牛膝 12 g，山药 10 g，茯苓 10 g，附片（先煎）6 g，小茴香 6 g，肉桂粉（冲服）3 g。7 剂，水煎服。

三诊 药后，浮肿基本消退，唯阴囊微肿，上方继服 5 剂，全身及阴囊浮肿全消，面色红润，疾病痊愈。

按 本案属于中医学"水肿"范畴。张景岳言："凡水肿等症，乃肺脾肾三脏相干之病。盖水为至阴，故其本在肾；水化于气，故其标在肺；水惟畏土，故其制在脾。"本案患者全身水肿，面色苍白、纳食欠佳、畏寒怕冷等症皆属脾肾阳虚之证候。脾主运化，为后天之本，肾主水，与膀胱相表里，又主外肾阴囊，今肾气下陷，水湿结外肾。脾气虚弱，脾失健运，肾阳虚衰，气化不运，则水液内停，输布失司，遂成水肿。故治以健脾益肾，温阳利水，全方运用熟地黄、泽泻、牛膝补肾利水，山药、茯苓、白术健脾益气，车前子通利小便，附片、小茴香、肉桂3药合用温补肾阳。诸药配伍，脾肾同调，以达良效。

病案2

刘某，女，16岁，湖南衡东县人。

初诊 全身肿胀不适9个月。患者9个月前，两目浮肿并渐及全身，大小便均不通畅，肿初发时感口渴，曾用泻下、破血、利小便、补脾类药，前2剂均有效，3～4剂复肿，亦感口渴。现见全身肿胀，口渴，大便不通。舌苔黄，脉数。中医诊断：水肿病。中医辨证：湿热互结证。治法：清热化湿，健脾利水。

方药 麻黄4g，桑叶6g，防风9g，大腹皮9g，羌活9g，川芎9g，熟石膏（打碎先煎）16g，苍术9g，桔梗9g，木贼10g，猪苓10g，陈皮10g，紫苏叶（后下）3g，甘草3g。4剂，水煎服。

二诊 服药4剂后汗出，肿胀消，小便通利，大便溏薄，伴咳嗽。舌苔薄黄，脉平。

方药　麻黄 4 g，桔梗 9 g，防风 10 g，陈皮 12 g，薏苡仁 15 g，茯苓 15 g，紫苏叶（后下）4 g，甘草 6 g，生姜汁（兑服）10 mL。4 剂，水煎服。

三诊　服药 4 剂，水肿全消，大便调和，食欲大开。

方药　党参 12 g，白术 9 g，茯苓 9 g，陈皮 6 g，薏苡仁 15 g，枳壳 6 g，甘草 3 g，麻黄 3 g，生姜汁（兑服）10 mL。4 剂，水煎服。

四诊　上方 4 剂后浮肿复而略起。舌苔白腻，脉数。

方药　薏苡仁 15 g，茯苓 9 g，防风 9 g，党参 12 g，白术 9 g，大腹皮 12 g，甘草 3 g，陈皮 9 g，灯心草 12 g。4 剂，水煎服。

五诊　浮肿较前更甚，小便不利，脉涩细。

方药　麻黄 9 g，防风 9 g，大腹皮 12 g，桑白皮 9 g，茯苓 12 g，陈皮 6 g，车前子（包煎）10 mL，羌活 4 g，姜皮 3 g。4 剂，水煎服。服药后水肿及诸症皆消。

按　本案属于中医学"水肿病"范畴。中医学认为水肿病机，关乎肺脾肾三脏功能失调，肺通调水液，脾运化水液和肾的气化水液，三者失调引起的体内水液的潴留，泛滥于肌肤，出现局部或者全身的水肿病症。该患者初起为两目浮肿并渐及全身，大小便均不通畅，初为感受外邪，损其肺气，肺气宣降失司，迁延脾胃，脾失健运，湿气聚集，湿郁化热，故有口渴、大便不通、脉数之候。至水湿泛滥，全方先用疏散风热之药以宣肺气，清热化湿，推动水液输布和排泄，继用健脾利水之药，脾胃调和，水湿之邪得以从膀胱小便而出，标本同治，外内皆解，使水肿、口渴、大便不通诸证皆除。

病案 3

王某，女，37 岁，湖南衡东县人。

初诊 恶寒发热，周身疼痛浮肿，伴二便秘涩 6 日。诉 6 日前出现恶寒发热，全身疼痛浮肿，大小便不利。且此次月经量少而疼痛，查双眼睑及双下肢均浮肿，按之有凹陷。舌苔白滑，脉沉紧而迟。中医诊断：水肿。中医辨证：寒湿浸淫。治法：散寒化湿，理气利水。

方药 五积散合五皮饮加减。麻黄 3 g，五加皮 10 g，厚朴 6 g，北姜 5 g，桔梗 9 g，枳壳 6 g，苍术 9 g，桑白皮 9 g，秦艽 9 g，茵陈 6 g，牵牛子 6 g，草豆蔻 6 g，当归 9 g，紫苏子（包煎）6 g，广木香 6 g。5 剂，水煎服。

二诊 服用上方 5 剂后水肿渐消，大便通，唯恶寒未罢，腹胀夜咳，舌苔薄白，脉沉。原方化裁加减。

方药 西党参 12 g，当归 9 g，五加皮 6 g，橘红 6 g，大腹皮 9 g，枳壳 6 g，草豆蔻（后下）6 g，厚朴 6 g，桂枝 9 g，木通 9 g，茵陈 6 g，紫苏子（包煎）10 g，广木香 3 g。4 剂，水煎服。

三诊 服上方 4 剂，肿又渐消，夜咳亦减，舌苔薄白，脉平。

方药 西党参 15 g，当归 9 g，苍术 9 g，白术 9 g，薏苡仁 15 g，五加皮 9 g，大腹皮 9 g，桂枝 9 g，秦艽 9 g，甘遂（炒）1 g，橘红 6 g，广木香 3 g，生姜 6 g，大枣 3 枚。4 剂，水煎服。

四诊　服上方 4 剂，周身水肿基本消退，鼻衄，略咳。舌苔稍薄黄，脉稍浮数。考虑用药稍温燥。上方去二术、归、桂、姜、枣、大腹皮。

方药　白茅根 3 g，丹参 9 g，青皮 9 g，橘红 6 g，五加皮 9 g，香附 6 g，厚朴 4 g，牵牛子 6 g，秦艽 9 g，独活 9 g。3 剂，水煎服。

按　水肿是指因感受外邪，饮食失调或劳倦过度，使肺脾肾三脏失调而致。本案因寒湿浸淫所致气机不利，脾失健运，使表里上下前后二阴壅塞，水湿无以出路而溢于肌肤所致水肿。以五积散合五皮饮化裁，五积散散寒祛湿理气，五皮饮健脾利水消肿。方证合拍，守方用之确有特效，有时身增隐痛，此是药力发动，为佳兆，切不可疑为误药，别求治法。注：本案方药孕妇禁用。

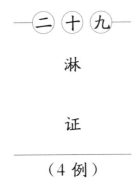

淋 证

（4 例）

病案 1

董某，男，36 岁，湖南衡东县人。

初诊 尿频、尿急、尿痛 1 个月，少尿、腹胀 5 日。患者 1 个月前尿频、尿急、尿痛，当地诊断为淋病，排尿频数而疼痛，以苦寒利尿等方药连服数剂反而点滴而出，伴尿少腹胀 5 日，口不渴，恶风。舌苔白腻，脉平。中医诊断：淋证。中医辨证：气滞寒阻，膀胱气化失司。治法：祛风散寒，温阳利水。

方药 松叶 500 g，葱头 500 g，以水 5000 mL 和松叶煎水开后方入葱头，再煮二至三沸，取水入脚盆，将病者衣裤全脱，以矮凳放在盆中，令病者坐上熏之，外围以席子，上覆以斗笠，使气不外泄，候水能坐浴，撮水将腹部淋洗，热沃其经孔穴窍之寒气，亦由此而开宣轻窍之闭塞。

方药 熟附子（先煎）24 g，麻黄 2 g，厚桂 2 g，桂枝 9 g，羌活 9 g，独活 9 g，北姜 3 g，甘草 3 g，北细辛 3 g。2 剂，水煎作 4 次分服。

效果：全剂服后已不恶风，口苦，服药后约经过 6 小时小便如泉。

按 《诸病源候论·诸淋病候》："诸淋者，由肾虚而膀胱热故也。"初期阶段由于湿热蕴结、饮食或情志等影响肾与膀胱气化功能发为淋证。淋疾初为尿道发炎,病久成热性,初服苦寒利尿等品炎状初退。无奈恶风之寒邪,复感将孔窍紧束,肺气闭塞,水道通调失司,不能下输膀胱而至小便少甚至点滴而出。以松叶、葱头熏浴和麻桂羌独辛热发散寒气,令澈而孔窍不觉自开矣。方中之药,疗效犹显,真乃该病证之良方也。

病案 2

周某,男,37 岁,湖南衡阳县人。

初诊 左侧腰腹痛,伴小便刺痛呈浓茶色 2 日。在某医院 X 线摄片发现尿道后路椭圆阴影如黄豆大,拟诊为"尿道后路结石",治疗 6 日症状无改善,患者不愿接受手术取石,故来就诊。现症同前,痛苦面容,形体颇壮,舌淡红苔白有津,脉弦数。中医诊断:石淋。中医辨证:气滞热结证。治法:清热利湿,排石通淋。

方药 金钱草 60 g,车前子 15 g,海金沙 15 g,生地黄 20 g,赤茯苓 12 g,甘草梢 3 g,泽泻 9 g。2 剂,水煎服。服至剂半,忽而小腹胀满不舒,急需小解,滴沥刺痛,自觉似有物阻塞尿道,用力排之则尿中混有小粒砂石排出,后小便较为通畅而带血。

二诊 自觉尿道仍有异物梗阻,活动后觉痛涩,复查 X 线摄片,尿道上部发现大片致密阴影。脉象弦缓,诸症未消。

方药 上方去泽泻加白通草 6 g,淡竹叶 6 g,牛膝 12 g,鸡冠花 15 g。6 剂,水煎服。后某日随小便排出花生米大砂石 1 颗,边缘不整且锐利,自此尿道刺痛等症消失。

按 "诸淋者,肾虚而膀胱热故也。石淋者,淋而出石也。肾主水,水结则化而为石，肾虚为热所乘"。本案气滞热结下注，当以清热通淋为治，重用金钱草以利尿通淋化石，清热解毒。海金沙为治诸淋涩痛之要药。车前子有显著利尿并有预防肾结石形成的作用，而生地黄有清热凉血、养阴生津之功。诸药配合清热通淋化石，疗效颇佳。

病案 3

李某，男，37岁，湖南长沙县人。

初诊 左侧腰痛1日。患者诉1日前无明显诱因出现左侧腰痛，阵发性绞痛。小便涩痛，尿淡红色，口干，无咳嗽咳痰，大便正常。舌红苔薄白，脉涩。辅助检查：B超检查在声像图上显示左侧肾盂可见直径0.5 cm结石样回声。中医诊断：石淋。中医辨证：湿热瘀阻，脾肾阴虚。治法：清利湿热，化瘀排石，健脾滋肾。

方药 自拟化石汤加减。金钱草40 g，车前子15 g，冬葵子20 g，川牛膝15 g，琥珀末（研末冲服）3 g，赤芍10 g，鸡内金10 g，当归15 g，茯苓15 g，生地黄12 g。10剂。淘米水（糖尿病禁用）浸泡上药半小时，水煎服。

二诊 患者诉服6剂药后，小便排出1颗约5 mm小石头，随后症状皆大减。予以复查泌尿系彩超未见结石。舌苔薄白，脉细。嘱其继续服完药物，巩固疗效。

按 随着人们生活水平的改善，饮食结构的调整，尿路结石发病率逐年增高，且好发于青壮年。现代医学亦表明，结石梗阻尿路会影响肾脏的血液供应，造成肾皮质的萎缩。肾脏的排泄，肾盂及输尿管蠕动功能受其影响，导致新结石产生，而形成恶性循环。本案病因病机总的来说属本虚标实，以自拟"化石汤"治疗。方中金钱草、车前子、冬葵子清利湿热，化瘀排石，现代药理研究表明金钱草、车前子、冬葵子等单味中药的提取液具有降低尿钙，抑制结石形成，具明显的利尿作用，给药后均可引起输尿管管腔内蠕动性压力，短时紧张性压力和长时紧张压力增加，输尿管蠕动频率增加，尿量增加，还可降低尿中草酸浓度，使肾钙含量显著下降，具有较强的抑制肾脏草酸钙结晶沉积的作用。有利于防止结石的产生和促进结石的下移；琥珀、赤芍、鸡内金行瘀化滞；当归和血养血；茯苓健脾利湿；生地凉血养阴，使之祛邪而不伤正。全方共奏清利湿热，化瘀排石，健脾滋肾，标本兼顾之功。据后续跟进患者，其血液流变学指标明显异常，说明血液流变学的改变与石淋具有的血瘀证是相一致的。经化石汤治疗后血液流变学 4 项等指标均有明显的改善，表明化石汤可降低全血高切粘度，血浆粘度及红细胞压积，减慢血沉速度，此亦可能是化石汤治疗石淋的疗效机制之一。

病案 4

戴某，男，26 岁，湖南长沙市人。

初诊　小便淋沥涩痛 1 周。因伤暑高热，小便淋痛，经前医治疗用清利暑热之剂，高热已退，小便仍短促不畅，尿道窘迫疼痛，经治 4 日未愈，来本院就诊。体温 37.5 ℃，小便不畅，尿色黄赤中有白色沉淀，茎中痛楚，其为暑热下迫，热结膀胱，煎熬尿液成砂石。舌尖红绛苔白燥，脉实有力。中医诊断：石淋。中医辨证：膀胱湿热，蕴结成石。治法：滑窍泄热，通淋化结。

方药　冬葵子 20 g，滑石（包煎）30 g，海金沙 20 g，车前子（包煎）30 g，生鸡内金 20 g，瞿麦 10 g，泽泻 10 g，炒川柏 10 g，通草 10 g，甘草 10 g，琥珀 9 g。3 剂，水煎服。

二诊　服药之后小便增多，茎中痛如故，服至 3 剂，小便解出 1 粒结石，形状如大粒苍耳子，色白，随后小便通畅，茎痛即消，诸症皆减。

方药 海金沙 20 g，车前子（包煎）20 g，滑石（包煎）20 g，泽泻 10 g，生鸡内金 20 g，生地黄 20 g，茯苓 30 g，甘草 15 g，血余炭 10 g，鲜荷叶 20 g。2 剂而愈。

按 本案患者因伤暑，感受湿热之邪，蕴久熬尿成石，尿道不畅，发为石淋。故治疗上予以利尿通淋使结石排除的同时，加用川柏清肾经之湿热，治标同时求本。待大结石排出后继续予以清热利尿通淋，防结石再聚大。同时辅以血余炭、鲜荷叶止血，防尿道损伤之血尿。予以生地黄滋阴防利尿太过伤阴，标与本兼顾，达排石又去湿热而不伤阴之效。

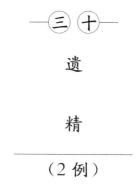

遗

精

（2 例）

病案 1

李某，男，35 岁，湖南衡南县人。

初诊 精液自遗伴乏力，失眠，精神差 2 个月。于 2 个月前因长期性生活过度而精液频繁自遗，有时每日有 2～3 次，多为清醒状态下自遗，遗出精液清冷，伴有乏力，失眠，精神差，夜尿清长。舌淡，苔白滑，脉细。既往有腰背部胀痛酸软 3 年。中医诊断：遗精。中医辨证：肾阳亏耗，肾气不固。治法：补肾益精，固涩止遗。

方药 金锁固精丸加减。沙苑子 10 g，芡实 10 g，莲须 10 g，龙骨（布包先煎）30 g，牡蛎（布包先煎）30 g，莲子 10 g，枸杞子 10 g，菟丝子10 g，杜仲 10 g，鹿角胶（烊化兑服）10 g，肉桂（后下）5 g，酸枣仁30 g，覆盆子 10 g，补骨脂 10 g，茯苓 15 g，甘草 6 g，黄芪 15 g，党参10 g。7 剂，水煎服。

二诊 腰背部胀痛酸软缓解，精液自行频繁泄出好转，伴有口干。

方药 沙苑子 10 g，芡实 10 g，龙骨（先煎）30 g，牡蛎（先煎）30 g，莲子 10 g，枸杞子 10 g，菟丝子 30 g，杜仲 10 g，鹿角胶（烊化兑服）10 g，肉桂（后下）5 g，酸枣仁 10 g，覆盆子 30 g，补骨脂 10 g，茯苓 15 g，甘草 6 g，黄芪 15 g，党参 10 g，麦冬 20 g，生地黄 20 g。10 剂，水煎服。

三诊 腰背部胀痛酸软明显缓解，精液偶有泄出，次数明显减少，无口干。

方药 沙苑子 10 g，芡实 10 g，龙骨（先煎）30 g，牡蛎（先煎）30 g，莲子 10 g，枸杞子 10 g，菟丝子 30 g，杜仲 10 g，鹿角胶（烊化兑服）10 g，肉桂（后下）5 g，覆盆子 30 g，补骨脂 10 g，甘草 6 g，黄芪 15 g，茯苓 15 g，党参 10 g，生地黄 20 g。15 剂，水煎服。3 个月后，随访患者，自诉在家原方再进 10 剂后遗精症状消失，未再发作，病即告愈。

按 本案系肾阳亏损，失其封藏，精关不固而致遗精病，患者腰背部胀痛，酸软，精液自行频繁泄出，精液清冷，夜尿清长，考虑肾阳亏耗，肾气不固证，予以金锁固精丸加减治疗后，患者腰背部胀痛酸软明显缓解，精液泄出次数明显减少，经 1 个月余治疗，随访患者告愈。

病案 2

谭某，男，24 岁，未婚，湖南衡东县人。

初诊 反复精液自遗 2 年。因长期手淫后经常梦遗，每周 5 次左右，有时无梦也遗。曾在当兵期间于部队医院多方治疗无效，转业回家后请当地有名草药医师诊治，尚有半年未发，继而复发，仍请原医治之无效。今来就诊，现症见滑精频率较多，有时 1 日数次，感头昏目眩，畏寒怕冷，阴头寒，失眠神倦。舌苔白腻，脉迟革。中医诊断：遗精。中医辨证：精损阳衰，关门不固。治法：填补肾精，温阳固摄。

方药　桑螵蛸 30 g，桂枝 10 g，煅牡蛎（先煎）18 g，黄柏（盐水炒）9 g，山茱萸 12 g，韭菜子 20 g，鹿角霜 10 g，锁阳 12 g，淫羊藿 9 g。7 剂，水煎服。嘱其力戒手淫。

二诊　服上方 7 剂后，遗精频率减少，头昏目眩，畏寒怕冷稍减，仍失眠神倦，舌苔白稍腻，脉革带数。考虑温阳过甚，减去鹿角霜、淫羊藿，加玄参。

方药　玄参 12 g，桂枝 10 g，肉苁蓉 15 g，桑螵蛸 30 g，金樱子 15 g，黄柏（盐水炒）12 g，韭菜子（包煎）12 g，煅牡蛎（先煎）18 g。10 剂，水煎服。

三诊　服上方 10 剂，在半个月中仅遗精 1 次。畏寒，腰背冷，头昏目眩，失眠神倦明显减轻。舌苔薄白，脉缓稍乏力。

方药　西党参 15 g，桂枝 10 g，黑附子（先煎）9 g，茯神 15 g，肉苁蓉 30 g，金樱子 15 g，芡实 30 g，韭菜子 18 g，白术 9 g，黄柏（盐水炒）12 g，牡蛎（先煎）15 g，莲须 9 g。10 剂，水煎服。服完 10 剂后精未再遗，诸症皆除，病获痊愈。

按　本案患者因长期手淫致肾水消耗，相火炽盛，精损阳泄，导致精关不固，精窍悬开，故时常遗流而出。《金匮要略·血痹劳虚病脉证并治》："夫失精家，少腹弦急，阴头寒，目眩发落，脉极虚芤迟，为清谷亡血，失精。"治宜固元涩精、壮水济火为法，温肾阳益肾阴和镇心安神之品获良效。此外，手淫和酗酒乃治疗遗精之大忌，必须戒除否则事倍功半矣。

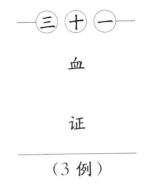

血

证

（3 例）

病案 1

陈某，男，30 岁，湖南衡东县人。

初诊 呕血 2 日。初起吐血色暗红无泡沫，夹有食物残渣，约为 70～80 mL，每日 1～2 次，食欲不振。舌质淡，脉象寸部沉，关部浮甚，脉搏 78 次/min。中医诊断：血证·吐血。中医辨证：脾阳虚衰，统血失约。治法：温阳健脾，固摄止血。

方药 炙甘草 15 g，姜炭 6 g，牛膝 9 g，白芍 15 g，五味子 15 g。4 剂，以水煎服。

二诊 1 剂吐血减，4 剂吐血止，唯腹中胀痛。

方药 小建中汤加减。白芍 18 g，桂枝 9 g，炙甘草 3 g，姜炭 15 g，牛膝 5 g，郁金 9 g，大枣 2 枚，饴糖 18 g。水煎服，服 2 剂而安。

按 《先醒斋医学广笔记》提出了著名的治吐血 3 要法，强调行血、补肝、降气。对于本案患者凭血暗红色而不见泡沫、带食物残渣判断是胃脘出血，且脉不数故系阳虚寒证，乃用炙甘草以缓中，姜炭、饴糖以温阳固摄，牛膝导血下行，白芍养血补肝，五味子酸收固涩血管，故服 4 剂而收全功。

病案 2

萧某，男性，42 岁，湖南衡东县人。

初诊 反复间歇性大便带血 3 年，加重 1 个月。患者诉 3 年前大便下黑血，乏力，大便稀，食豪猪肉（现为国家三级保护动物，禁捕杀和食用）1500 g，后而愈。隔数年未曾复发。现旧疾复发下血如故。1 个月前又加重，腹泻每日 10 次。肛门右侧微肿，身体乏力，头不晕，故求余诊治之，观身体瘦枯，食欲不振。舌淡红，苔薄白，脉沉细。中医诊断：血证·便血。中医辨证：脾胃虚寒，气虚不固，肠道湿热。治法：温中祛寒，益气止血，清热化湿。

方药 理中丸加减。党参 12 g，干姜 6 g，黄连 6 g，扁豆 12 g，槐花 9 g，三七粉（冲服）3 g，生地炭 6 g，甘草 6 g。5 剂，水煎服。

二诊 服 1 剂腹泻顿止，下血亦少，食欲亦增，肛门肿胀俱减，再进 2 剂而安，5 剂而愈。嘱其再进原方 3 剂巩固疗效。忌油腻生冷食物。

按 本案患者便血的症状类似于痢疾。《难经》："瘕者，假也，言其病症似痢而实非痢也。"本例患者，病机以脾胃虚寒为本，湿热互结肠间阻滞气机，伤及肠膜、肠络。属寒热虚实夹杂者，宜苦涩兼施、温清并用。当以温中祛寒为主，兼以化湿止血。《伤寒论后辨》："阳之动，始于温，温气得而谷精运，谷气升而中气赡。"故予以理中丸加减，因痢疾忌分利小便，故去理中丸之白术。予以黄连苦寒清热燥湿，厚肠止泄。槐花、三七粉、生地炭止血。各方兼顾，温清并用，用药精简，疗效卓越。见效后不更方，续服乃安。

病案 3

崔某，男，31 岁，湖南衡阳县人。

初诊 便血伴肛门下垂 2 年，加重 1 年。诉 2 年前大便下血，伴肛门下垂。1 年前日渐加重，时至今年出现大便时脱肛严重且疼痛剧烈，便血量增多，有时甚则每次下鲜血 30～40 mL。食减，舌质淡，苔薄白，脉细而力不足。中医诊断：便血合脱肛。中医辨证：气血亏虚，大肠不固。治法：止血补血，益气固肠。

方药 槐花散合四物汤加减。槐花 24 g，侧柏 9 g，百草霜（包煎）10 g，连翘 9 g，白术 12 g，川芎 9 g，升麻 9 g，当归 12 g，白芍 12 g，熟地黄 9 g。4 剂，水煎服。

二诊 大便时已不脱肛，血亦不下，在劳动时觉肛口痛，脉有力。

方药 槐花 24 g，当归 12 g，黄芪 9 g，升麻 3 g，白术 9 g，地榆 9 g，生地黄 12 g。3 剂，水煎服。

三诊 大便时疼痛，纳谷不化，食无味，易疲倦，脉细。

方药 西党参 15 g，当归 12 g，白术 12 g，黄芪 12 g，陈皮 6 g，大枣 6 枚，生姜 6 g，柴胡 9 g，升麻 3 g。6 剂，水煎服。

按 本案患者由于长期大便下血，中气下陷，便血、脱肛并存。《素问·阴阳别论》："由湿热积滞、结毒侵袭肠胃，或风、热客于下焦，血脉损伤所致。"故以槐花散清肠止血，然其便血量多，色鲜红，恐槐花散只能清肠风而不能益气补血，考虑便血日久不愈，阴血亏损，以四物汤滋阴养血；脱肛之症，佐以升麻升举阳气。本案治以养血益气为大法，病机以气血亏虚，大肠不固，中气下陷为主，便血既久，以止血为先为急，辅以补血益中气。药与证合，疗效甚佳。

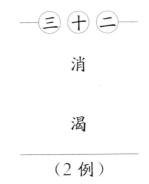

—三十二—

消

渴

——————

（2 例）

病案 1

谈某，男，63 岁，湖南长沙市人。

初诊 发现血糖升高约 2 个月。2 个月前体检化验时空腹血糖为 7.2 mmol/L，甘油三酯 2.4 mmol/L。时有口干、易饥、小便增多。遵医嘱节制饮食，适当运动。2 个月后来诊复查空腹血糖 7.9 mmol/L，餐后 2 小时血糖 12.4 mmol/L，甘油三酯 2.7 mmol/L，尿糖（＋＋）。现多食易饥、多饮加重，尿量增多，口干症状比以前更加明显。舌苔黄，脉滑实。中医诊断：消渴病。中医辨证：胃火内炽，耗伤津液。治法：清胃泻火，养阴增液。

方药 翻白草 30 g，苦瓜（晒干打粉）20 g，荷叶 10 g，山楂 10 g，丹参 15 g。28 剂，水煎 2 次当茶水喝，每日 3 次，于餐前约 1 小时饮用，每次为 150～200 mL。

二诊 服 28 剂后患者多食易饥，尿多、口干多饮症状明显改善，空腹血糖 6.7 mmol/L，餐后 2 小时血糖 10.6 mmol/L，甘油三酯 2.1 mmol/L。舌苔淡黄，脉滑。嘱其继续节食，适当锻炼，但注意禁止空腹运动，宜在进食半小时后进行，以免发生低血糖。

方药 守上方继服 28 剂，仍节制饮食，限制碳水化合物的摄入，继续适当运动。

三诊 多食、易饥、口干基本消除，仍有多尿，空腹血糖 6.4 mmol/L，餐后 2 小时 9.6 mmol/L，甘油三酯 1.9 mmol/L，舌苔薄黄，脉滑。

按 《古今录验》："渴而饮水多，小便频……甜者，皆是消渴病也。"西医的"糖尿病"属于中医学"消渴"范畴。本案患者属胃热炽盛证型。翻白草是味中草药，其味甘微苦，归胃、大肠经，苦瓜苦寒，两者清胃火、滋阴液，为主药。医学临床试验表明：翻白草可以修复胰岛 β 细胞，并且可以降低体内的血糖、甘油三酯含量，但功效是因人而异的。荷叶、山楂有醒脾、化湿降浊、消脂减肥的功效。现代医学研究表明：糖尿病在其整个病理过程中都存在不同程度的瘀血证。故加一味丹参化瘀生新以防瘀血产生糖尿病的相关并发症。值得注意的是：如血糖很高，仍需结合西药进行治疗。并且该病是终身病，是要长期个体化治疗。该方对于消渴病初期，血糖不高的情况下疗效较好，但孕妇忌用。

病案 2

陈某，男，18 岁，湖南长沙市人。

初诊 多尿、多食、多饮半年。白天小便 20 余次，夜间 5～6 次，饮水量多，每日约 5000 mL。今求诊见：形体消瘦，皮肤发痒，咽干口燥，汗出极多，大便干结。舌苔薄黄，脉细数。检查：随机血糖 29 mmol/L，尿糖（＋＋＋）。中医诊断：消渴病。中医辨证：阴虚燥热。治法：滋阴清热，润燥通便。

方药 生石膏（打碎先煎）30 g，知母 10 g，天花粉 20 g，生地黄 10 g，麦冬 10 g，山茱萸 10 g，山药 10 g，黄连 6 g，生大黄（后下）3 g。

30 剂，水煎服。烦渴、小便频数症状好转，药后，随机血糖降至 10.4 mmol/L，继服上方 7 剂，症状逐渐好转。

按 本案属消渴病范畴，其基本病机为阴津亏耗，燥热偏盛，阴虚为本，燥热为标。患者咽干口燥、形体消瘦、大便干结、脉细数等症为阴虚内热炽盛之象。积热内蕴，化燥伤津，消谷耗液，故多食易饥，口渴欲饮，大便干结；形失所养，则体重下降；肾阴亏损，固摄无权，故尿多。治疗以滋阴清热为主，方中石膏、知母、天花粉、生地黄、清热泻火，生津止渴；麦冬滋阴润燥；山药、山茱萸补益肾气；黄连、大黄泄热通便。全方诸药合用以滋肾阴，除燥热，生津止渴，标本兼顾，诸症明显改善。

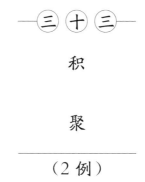

—三十三—

积

聚

（2 例）

病案 1

李某，男，48 岁，湖南衡东县人。

初诊 右季肋部及上腹部间歇胀痛 4 年加重 6 日。患者诉 4 年前出现右季肋部及上腹部胀痛，近 6 天来症状加重同时伴有食欲不振，恶心厌油，口苦，纳呆，腹胀，矢气，疲乏无力，头昏头痛，失眠多梦，精神萎靡。舌淡紫，苔薄白，脉弦紧。查：皮肤巩膜轻度黄染，在右肋弓下可扪及肿大肝脏约 3 cm，质地较硬，固定不移。舌苔白稍厚，舌下见大量瘀点斑块，脉弦紧。中医诊断：积证。中医辨证：肝郁脾虚，气滞血瘀。治法：活血祛瘀，行气止痛。

方药 膈下逐瘀汤加减。炒五灵脂 9 g，归尾 9 g，桃仁 9 g，牡丹皮 9 g，乌药 9 g，香附 9 g，茵陈 12 g，车前子（包煎）12 g，柴胡 9 g，地龙 9 g，水蛭 4 g，川芎 6 g，赤芍 15 g，西红花 3 g。5 剂，水煎服。

加减药味：山甲珠（先煎，穿山甲现为国家一级保护动物，禁用）9 g，桂枝 9 g，海藻 9 g，京三棱 9 g，丹参 3 g，茯苓 15 g。以上各药酌情选用。

按 本案患者系肝郁脾虚，气滞血瘀之积证，主要表现为瘀血阻滞而致肝脏肿大，舌淡紫等症状，故以活血化瘀为主要治法，活血同时兼顾理气，将活血化瘀贯穿在整个病程之中，选方以膈下逐瘀汤加减，方中活血之品较多，活血祛瘀之力较强，加入虫类药水蛭更加强活血消积之力，且方中配伍香附、乌药等疏肝理气止痛药物，故行气止痛作用较大。全方使气血并调，气行血畅，瘀血自消，黄疸亦退。

病案 2

肖某，男，54 岁，湖南桂阳县人。

初诊 左胁下积块 2 年余，伴肢体浮肿 1 个月。患者诉 2 年前左胁下有固定不移，扪之可得的肿块。1 个月前肢体开始浮肿，神倦乏力，身重纳呆，舌质紫暗，舌下有瘀斑，脉弦细。首从末治，以补药为主，祛邪为辅。复方实脾饮主之。中医诊断：积证。中医辨证：中虚失运，水湿内停，气虚血瘀。治法：温阳健脾，行气利水。

方药 实脾饮加减。党参 12 g，茯苓 15 g，白术 12 g，炙甘草 3 g，木香 6 g，大腹皮 10 g，草豆蔻 6 g，附子 6 g，木瓜 15 g，干姜 6 g，厚朴 6 g，砂仁（后下）9 g，陈皮 10 g，丹参 6 g，郁金 10 g，香附 6 g，大枣 3 枚，生姜 3 片。3 剂，水煎服。

二诊 浮肿渐消，体力渐复，舌脉同前。当从中治，消积汤主之。

方药 消积汤加减。党参 20 g，白术 10 g，茯苓 15 g，当归 9 g，甘草 3 g，鸡内金 15 g，木瓜 10 g，丹参 6 g，鳖甲（先煎）9 g，木香 9 g，香附 9 g，枳壳 6 g，郁金 6 g，砂仁 12 g，青皮 6 g，陈皮 9 g。7 剂，水煎服。

三诊 元气已复，胁下积块仍在。当从初治，以攻积为主，攻积丸主之。

方药　攻积丸加减。柴胡 12 g，白芍 12 g，白术 12 g，茯苓 12 g，三棱 6 g，莪术 10 g，鳖甲（先煎）12 g，桃仁 9 g，红花 6 g，丹参 6 g，槟榔 9 g，大黄 6 g，牵牛子 3 g，牡蛎（包煎）6 g，青皮 6 g，陈皮 9 g，炙甘草 6 g。20 剂，水煎服。

共进药 30 余剂，积块渐消，面色红润，食欲增加。

外敷药（不分初中末期，均可应用，如腹水太多，宜腹水减少后使用）丹参 20 g，生栀子 15 g，生桃仁 15 g，胡桃仁 15 g，白芷 15 g，透骨草 15 g，生牡蛎 45 g，生大黄 12 g，枳实 12 g，生木贼 12 g，生姜 12 g，红花 9 g。以上各药打粉共另包，加生姜、葱白、适量烧酒捣成泥状，在纱布一方先撒上麝香（麝香为国家一级保护动物，禁捕杀，现多采用人工麝香）末，再将药摊其上，外敷于脾区，放热水袋，药干后，加烧酒再用，一料可用 3～4 日，夜间敷用，白天休息，两料之间休息 3～5 日。

按　本案胁下积块 2 年，当属"积聚"范畴。一般认为积块等有形之体，与气滞、血瘀、痰结有密切关系，患者久病未愈，正气亏虚，以致脾阳不足，无力温化水湿，则有肢体浮肿等水湿内停之象。故初诊所见症状，可知为积证末期，正气虚弱，邪气侵害，以实脾饮为主方，以补益扶正为主，祛邪为辅，方中以党参、白术、干姜等补益之品为主，以助元气恢复。二诊时元气渐复，以消积汤为主方，寓攻于补。待三诊时元气充沛，以攻积丸为主方，加大攻伐药物，祛邪为主。本案攻补兼施，将攻补治法与积证初、中、末期有机结合，且配合外治以破癥消积，故能见效。注意：治疗积聚时，攻伐药物不可过用，以免损伤正气。

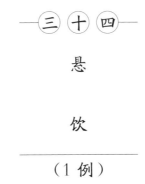

—三十四—

悬

饮

（1例）

病案

李某，男，61岁。湖南衡东县人。

初诊 咳唾胸背引痛，咳而气喘4天。4日前因淋雨着凉，出现恶寒发热，喘咳心悸，胸肋疼痛，咳唾引背，呼吸气喘加重，干咳、胸口紧闷，似有重物，喉中有物上涌之状，怯口吸气。服小青龙汤后发热而出大汗，头眩难以自主，舌苔白，脉弦滑。即往有哮喘病史20余年。中医诊断：悬饮。中医辨证：风寒袭肺，饮停胸胁，脉络受阻，肺气郁滞。治法：泻肺祛饮。

方药 十枣汤加减。煨大戟、煨甘遂、芫花熬各3g，共研细末，装入胶囊，每次0.5g，每日1次，以大枣10枚煎汤送服，晨起空腹服，得快下利后糜粥自养。得药后狂泻10余次，寻即痊愈。

按 本案患者素有哮喘，此次劳累汗出当风，感寒而发。《伤寒论》："伤寒表不解，心下有水气，干呕，发热而咳，或咳，或利，或噎，或小便不利，少腹满，或喘者，小青龙汤主之"。《金匮·痰饮咳嗽病》："咳逆倚息，不得卧，小青龙汤主之"。患者此次发作，诸症当属小青龙汤之证，然服小青龙汤后，患者发热而大汗，头眩气脱，何以至此？此乃患者原有胸紧如压，喉中有物上冲之候，此为饮停胸胁之象。小青龙汤药味峻厉，发散力强，患者年过六旬，素有喘疾，标实本虚也，外感风寒，内有悬饮，服小青龙汤而大汗，则动冲气，伤阴血，汗出太过，引动伏邪，气随津脱。《伤寒论》："太阳中风，下利，呕逆，表解者，乃可攻之。其人漐漐汗出，发作有时、头痛，心下痞硬满，引胁下痛，干呕，短气，汗出不恶寒者，此表解里未和也，十枣汤主之。"服十枣汤后，狂泻数次，寻即愈。注意：此方一定要在正规用药经验丰富中医师指导下使用。且孕妇、体虚之人不可用此方药。

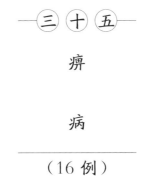

痹病

（16例）

病案 1

段某，女，47岁，湖南衡东县人。

初诊 间歇左臀至左足跟疼痛伴活动受限1年余。患者因居住地方长期无太阳照射，且阴冷潮湿，于1年前冬季月经来潮前1日，出现左臀至左足跟行走时疼痛，为间歇性疼痛，脚不能伸直，只能佝偻行走，接触冷水和在阴冷潮湿地方时加重，肌肉未见异常，食欲正常，大便时有便秘。舌苔白腻，脉沉细。中医诊断：痹证。中医辨证：寒湿痹阻，经络不通，气血失荣。治法：散寒除湿，宣通经络。

方药 薏苡仁汤合独活寄生汤加减。熟附子（先煎）6 g，党参9 g，香芷9 g，白芍9 g，川芎9 g，枳壳9 g，桔梗9 g，厚朴9 g，陈皮9 g，羌活9 g，独活9 g，桂枝9 g，杜仲9 g，生姜9 g，煨姜9 g，麻黄6 g，苍术10 g，茯苓10 g。8剂，水煎服。

二诊 服药8剂后患者左下肢疼痛和拘挛好转，接触冷水和在阴冷潮湿处仍疼痛加重，大便排出较前好转，舌脉如前。

方药 熟附子（先煎）6 g，桂枝10 g，苍术10 g，茯苓10 g，白术

10 g，当归 15 g，白芍 9 g，羌活 9 g，陈皮 9 g，独活 9 g，生姜 6 g，麻黄 6 g，细辛 3 g。10 剂，水煎服。服完 10 剂后左臀至左足跟疼痛和拘挛明显好转，行走较前利索，大便正常。舌苔薄白，脉沉而软。

按 《儒门事亲·痹论》："此疾之作，多在四时阴雨之时及三月九月，太阴湿土用事之月。或凝水之地，劳力之人，辛苦过度，触冒风雨，寝处浸湿，痹从外入。"本案患者因长期居住于阴冷潮湿之处，寒湿之邪阻滞经络，需以附子、川乌大辛大温之物温通经脉，羌活、独活祛风散寒，佐以白芷、苍术燥湿祛风，陈皮祛湿健脾，白芍柔和止痛防辛温过度。其大便秘结因经脉闭阻，肺郁失宣，大肠气滞所致，予桔梗、厚朴宽中宣肺以通便。患者复诊大便及疼痛情况改善，去桔梗、厚朴，加用细辛增其温通之效，白术、茯苓助其健脾祛湿之功。服药 18 剂后左下肢疼痛和拘挛、活动不利症状明显好转，说明药已中病。但湿邪为病缠绵难愈，一般需长期服药方可巩固疗效，并注意避免居住阴冷潮湿之地，忌油腻黏滞之食物。

病案 2

胡某，男，73 岁，湖南衡东县人。

初诊 手足麻木双脚乏力 2 年，伴四肢颜面浮肿 2 个月。患者 2 年前秋季出现手足麻木并双脚乏力，头部及上腹部疼痛，伴发热，治疗后疼痛消失，四肢麻木伴乏力仍未见改善。现见症：双下肢麻木至双大腿，左手麻木至臂膀，右手麻木至肩关节，双上肢不能展开上举。纳差，大便硬结难解。近 2 个月四肢及面部浮肿。心脏听诊：心音低。舌苔偏白腻，脉无力。中医诊断：痹证。中医辨证：寒湿闭阻，心肾阳虚。治法：散寒祛湿，温补心肾，益气养血。

方药 黄芪桂枝五物汤合肾气丸加减。黄芪 20 g，熟附子（先煎）6 g，白术 9 g，苍术 9 g，独活 10 g，秦艽 10 g，防风 10 g，川芎 9 g，杜仲 9 g，白芍 9 g，茯苓 9 g，党参 9 g，山茱萸 12 g，桑寄生 9 g，细辛 3 g，肉桂（后下）6 g，当归 15 g，肉苁蓉 15 g，甘草 6 g。7 剂，水煎服。

二诊　服药 1 剂后胃部疼痛不适拒按，复诊其脉未见改变，考虑与患者进食过多所致，嘱其少食多餐。胃部疼痛好转，嘱其仍以原方服药 6 剂。

三诊　患者诉自服药后小便不断增多，浮肿渐渐消退，两小腿仍有浮肿，继续予以原方增秦艽、川芎各加 3 g。4 剂，水煎服。

四诊　患者诉乏力食纳好转，头部汗出，全身浮肿消退，大便正常，舌淡红，脉稍有力，心音清明。

方药　熟附子（先煎）6 g，党参 10 g，黄芪 10 g，白术 10 g，苍术 10 g，茯苓 10 g，当归 15 g，肉桂（后下）6 g，防风 10 g，独活 10 g，细辛 3 g。8 剂，水煎服。

2 年后，其女婿说服药后病已痊愈现如常人，1 年后症状再发，原方服后好转，今年原病复发，其原方已失。邀请再次复诊，症状如前，其脉弦硬，心痹加重，心阳痹阻，告知非吉兆，其年 8 月病去。

按　《三因极一病证方论·叙痹论》："大抵痹之为病，寒多则疼，风多则行，湿多则著。在骨则重而不举，在脉则血凝而不流，在筋则屈而不伸，在肉则不仁，在皮则寒。"《素问·痹论》："脉痹不已，外感于邪，内会于心。"本案患者肢体麻木，双上肢不能上举，四肢及面部浮肿，因其湿寒之邪，闭阻筋骨，肾阳虚衰不能运化水气，故予以附子、肉桂、细辛大辛大温之品散寒温阳，苍术、茯苓、秦艽祛湿。大便硬结，予以当归、肉苁蓉养血润肠，白芍防辛温耗伤阴液。服用后症状缓解，予以增加秦艽、川芎用量，以增加祛风除湿及活血通络之功效。待寒湿之邪去除后，予以继续固本益气补血，温补肾阳防病情复发。持续服药和调养以及忌食油腻生冷食物，是防止本病复发或/和加重不可缺少的事项。

病案 3

陈某，男，42岁，湖南衡东县人。

初诊 间歇性左下肢麻木疼痛8年。患者诉8年前因左下肢麻木疼痛就诊，余以方药煎服后好转。去年疾复发自行照原方抓药，服药后症状未改善，遂今日前来就诊。现症见：膝关节至全脚麻木疼痛，伴倦怠，头晕，怕冷，纳差，嗳气，大便溏，小便黄。舌苔薄白，脉细弱。中医诊断：痹证。中医辨证：风寒湿痹，气血两虚。治法：祛风散寒，除湿通络。

方药 薏苡仁汤合独活寄生汤加减。薏苡仁30 g，秦艽9 g，防风9 g，川芎9 g，杜仲9 g，吴茱萸9 g，独活9 g，牛膝9 g，苍术9 g，细辛3 g，当归10 g，熟附子（先煎）6 g，肉桂（后下）9 g，川乌3 g，白术10 g，桂枝9 g。8剂，水煎服。

二诊 患者服药8剂后疼痛及其他症状基本缓解，患者要求再予一方巩固，防复发。

方药 当归10 g，黄芪10 g，茯苓10 g，白术10 g，党参10 g，熟附子（先煎）6 g，牛膝15 g，杜仲10 g，川芎10 g，断续10 g，防风9 g，独活6 g，秦艽6 g，细辛3 g，桑寄生9 g，肉桂（后下）4 g。10剂。研成细末，装瓶密封。每次3 g，每日3次，温水送服，服后经数年未见复发。

按 痹证其病因不外乎外因：风寒湿邪，风湿热邪；内因：劳逸不当，体质亏虚。《医宗必读》："治行者，散风为主，利寒湿仍不可废，大抵参以补血之剂，盖治风先治血，血行风自灭也。治痛者，散寒为主，疏风燥湿仍不可缺，大抵参以补火之剂，非大辛大温，不能释其凝寒也。"本案患者下肢疼痛不适，伴怕冷，因风寒闭阻，气血不通，予以熟附子、细辛、肉桂大辛大温之品散寒，桂枝、川乌温经散寒。倦怠头晕、大便溏，湿盛困脾所致，予以薏苡仁、苍术健脾渗湿。待症状缓解后，继续祛风除湿及固本培元滋补肝肾，防止风寒湿再聚，到达治病求其本。故病愈后经年未发。

病案 4

李某，男，66岁，湖南衡东县人。

初诊 右足底疼痛2年，左足底疼痛2个月。患者前年春、夏两季初，右足底外侧疼痛，渐及足趾关节，到6月自愈，去年春、夏季又如先前发病，注射青霉素无效，到夏末自愈。今年4月初由右足底疼痛，不久左足底及第一趾关节，连二三趾筋肉痛且肿胀，刺痛，不能行走，或行走后其痛更甚，按之筋肉亦痛，畏寒，肿胀处得温则减，舌苔白腻，脉沉而紧。中医诊断：痹证。中医辨证：肝肾亏虚，湿邪客络，气血不荣，筋肉失养。治法：滋养肝肾，除湿通络，益气补血。

方药 独活寄生汤加减。独活9g，川芎9g，熟附子（先煎）9g，川杜仲9g，牛膝9g，白芍9g，西党参9g，桑寄生12g，秦艽12g，防风12g，当归12g，细辛3g，肉桂（后下）3g，茯苓15g，苍术15g。8剂，水煎服。针刺足三里、趺阳、涌泉、委中等穴并灸。

二诊 右足趾关节肿胀略消，可以行走，食欲减退，两足怕冷，得温则减，且刺痛，素患头痛，服止痛药，口苦，舌有裂纹，脉沉弦。

方药 独活寄生汤合三妙丸加减。桑寄生12g，当归12g，川杜仲12g，苍术12g，秦艽10g，羌活10g，独活14g，白芍12g，桂枝9g，川芎9g，防己10g，防风9g，牛膝10g，黄柏12g，细辛3g，威灵仙6g。8剂，水煎服。

三诊　两足肿胀已消，行走时觉足底无固定处刺痛，食欲减退，头晕眼花，口苦，脉沉紧。

方药　当归15 g，白术18 g，西党参15 g，桑寄生9 g，黄芪12 g，秦艽9 g，防己9 g，独活12 g，川芎9 g，白芍12 g，防风9 g，细辛3 g，甘草3 g，肉桂（后下）3 g。8剂，水煎服。

四诊　左足已愈，右足底仍疼痛，敷人丹丸其痛减。

方药　羌活15 g，独活9 g，西党参9 g，白术9 g，秦艽9 g，牛膝9 g，川芎9 g，白芍9 g，桂枝9 g，黄柏9 g，当归12 g，防己12 g，细辛3 g。5剂，水煎服。

五诊　疼痛已止，但畏寒，两足遇寒湿感麻木，久则刺痛，食少，大便不畅。脉弦紧。

方药　羌活12 g，防风12 g，秦艽12 g，西党参12 g，茯苓12 g，当归24 g，细辛3 g，川芎9 g，苍术12 g，桂枝9 g，防己7 g，威灵仙3 g，熟附子（先煎）9 g。服1剂后行走不痛，久则感疼痛，连服5剂后，右足底间歇性刺痛，饮酒后足底瘙痒，食欲欠佳，脉细有力。因药物缺乏，暂停服。

按　《素问·痹论》："所谓痹者，各以其时重感于风寒湿者也。"痹证是感受风寒湿之邪而发病，本案患者痹证反复发作，春夏初发病，感受风寒湿邪，邪由表入里，侵袭肢体、肌肉、筋骨之间，气血不畅，则见右足疼痛，日久则入络，累及肝肾，耗伤气血阴阳，属肝肾虚痹证，以独活寄生汤为主方。然其痛势较剧，且畏寒，遂加熟附子散寒止痛，湿性黏滞难解，佐以苍术以祛湿。五诊随证加减而获效。注意痹病病势缠绵，非朝夕能除，需较长时间治疗和调养，而且要忌油腻生冷之食物。

病案 5

李某，男，69 岁，湖南衡东县人。

初诊 双足麻木疼痛怕冷约 1 年。去年 5 月发病，双足行走时疼痛，疼痛如针刺，呈游走性。双足常感麻木疼痛且肿胀，伴怕冷需裹物，得温则减，但觉双足有气由下冲上心胸部，如杵撞样，上述症状持续至今约有 1 年。舌苔白腻，脉紧迟。中医诊断：痹病。中医辨证：风寒湿痹，阳虚血瘀。治法：温阳活血，祛风化湿，通络止痛。

方药 熟附子（先煎）9 g，白芷 9 g，川芎 9 g，丹参 12 g，赤芍 15 g，红花 5 g，陈皮 9 g，牛膝 9 g，桂枝 9 g，厚朴 9 g，枳壳 9 g，法半夏 9 g，郁金 9 g，木通 9 g。5 剂，水煎服。并针刺足三里、环跳、委中、涌泉、跌阳等穴 1 次。

二诊 双足稍能行走，气不上冲，食欲减退，大便紧束，按之肿胀处稍痛。

方药 熟附子（先煎）12 g，白芷 9 g，苍术 9 g，羌活 9 g，防风 9 g，牛膝 9 g，厚朴 9 g，郁金 9 g，白芍 9 g，木通 9 g，细辛 3 g。10 剂，水煎服。

三诊 足底肿胀消退，可以行走，但不能重体力劳动，心忡，服滋阴补血剂后，右肘关节疼痛且微肿，复来求诊。舌苔白，脉弦。

方药 熟附子（先煎）15 g，黄芪 15 g，当归 15 g，茯苓 15 g，白术 15 g，肉桂 6 g，西党参 24 g，川芎 9 g，白芍 9 g，木通 9 g，巴戟天 9 g，

炙甘草 3 g，防风 3 g，细辛 3 g。7 剂，水煎服。

四诊　因用滋腻滞气之药 1 剂，接服本方 1 剂后，双足疼痛更甚，且右肘及腕关节微浮肿拒按，其手活动时疼痛，口淡而无味，若食温得缓，脉弦。

方药　羌活 9 g，独活 9 g，川芎 9 g，防风 9 g，蔓荆子 9 g，藁本 9 g，郁金 9 g，威灵仙 6 g，甘草 3 g，肉桂（后下）3 g，细辛 4 g，熟附子（先煎）12 g。3 剂，水煎服。

五诊　右侧肘关节已愈，右腕微有刺痛，略发红，下肢行走乏力，头晕。舌苔薄白，脉弦紧。

方药　熟附子（先煎）18 g，西党参 18 g，白芷 9 g，桂枝 9 g，白芍 9 g，羌活 9 g，独活 9 g，防风 9 g，木通 9 g，郁金 9 g，威灵仙 6 g，细辛 3 g。5 剂，水煎服。服完 5 剂后，双脚及右上肢疼痛大减，乏力和头晕明显缓解。

按　本案患者双足呈游走性刺痛，遇冷加剧，活动不利，可辨为阳虚血瘀风寒湿痹证。《济生方·痹》："皆因体虚，腠理空疏，受风寒湿气而成痹也。"故阳虚血阻，湿痹经络是本病发生的主要病机。治宜温阳活血，祛风除湿，用熟附子、桂枝温阳散寒，陈皮、厚朴、法半夏、枳壳健脾化湿，考虑患者久病入络，遂加川芎、牛膝、丹参、赤芍、红花、郁金活血化瘀之品。诸药合用，证与方合，收效明显。

病案 6

刘某，男，54 岁，湖南长沙县人。

初诊 四肢麻木疼痛 1 个月。患者诉 1 个月前出现四肢麻木、疼痛，呈刺痛，夜间加重，倦怠乏力，少气懒言，舌体胖大，舌暗有瘀斑、瘀点，舌下络脉紫暗，苔薄白，脉沉细。体查：有肢体感觉，膝、跟腱反射减弱。空腹血糖：8.1 mmol/L。肌电图示运动神经和感觉神经传导速度减慢。中医诊断：①痹证。②消渴病。中医辨证：气阴两虚兼瘀血阻络证。治法：益气化瘀。

方药 自拟通痹汤加减。黄芪 18 g，丹参 12 g，天花粉 15 g，红花 6 g，当归 12 g，鸡血藤 15 g，桂枝 8 g，白芍 12 g，木瓜 10 g，续断 12 g，桑枝 10 g，牛膝 10 g。10 剂，水煎服。忌食生冷、滞气甜食之品。

二诊 患者诉症状明显好转，舌苔薄白，脉平。体查：有肢体感觉，膝、跟腱反射正常。肌电图示运动神经和感觉神经传导速度正常。嘱其进服 10 剂，巩固疗效。

按 本案患者属于中医学"痹病"范畴，以气阴两虚、瘀血阻络为基本病机，而血脉瘀阻贯穿全病理过程。西医认为其发病机制大部分是影响血管和血液流变学，使神经组织缺血缺氧而发病。针对气虚血瘀证予以自创的"通痹汤"，以黄芪为主药，补气升阳；丹参、红花活血祛瘀，通经和血止痛；当归、鸡血藤活血、补血、化阴生血，守走兼备；桂枝温阳解肌、通经；白芍和营养阴、柔肝止痛；续断、木瓜、桑枝强筋壮骨、祛风通络；牛膝补肝肾、通血脉，引药下行；诸药合用，共奏益气养阴、活血祛瘀、强筋通络止痛之功效。此患者服药后症状明显好转，续服乃安。通痹汤能明显改善糖尿病周围神经病变患者临床症状及痛、温、触觉障碍，并能改善神经传导速度。近 1 个月内有糖尿病酮症、酮症酸中毒以及感染者，妊娠糖尿病、甲状腺功能亢进症或肝炎等所致的高血糖患者则禁用本方。

病案 7

姜某，男，13 岁，湖南平江县人。

入院　发热、咳嗽、关节疼痛 5 日。患者在 2016 年 2 月 11 日开始出现发热。第二日晨起，精神差，卧床 3 日，家属请当地医生治疗，注射青霉素，未能缓解，于 2 月 16 日来院求治。入院症见：患儿表情痛苦，发热，有游走性关节疼痛，主要为大关节及两肩部疼痛，并有喉咙痛，咳嗽，吐白色泡沫，大便 4 日未解。体查：体温 39.3 ℃。脉搏 120 次/min，呼吸急促，有鼻翼扇动，扁桃体肿大，咽部有充血，颈部淋巴结肿大，双上肺可闻及啰音，心率偏快，中腹部压痛，肝在肋下 1 cm。四肢反射正常，左侧膝关节及右肩关节活动时疼痛明显，按之关节有肿大，压痛明显。血常规：白细胞 13.4×10^9/L，中性粒细胞 0.96，红细胞 3.84×10^{12}/L。血沉：95 mm/h。尿检：颜色黄，混浊，有碱性蛋白质痕迹，白细胞少许，上皮细胞少许。X 线检查：2016 - 02 - 19，左肺中叶有浸润影；2016 - 02 - 21，左肺浸润影较前稀淡，右肺门纹理增粗；2016 - 02 - 26，心影一般性扩大。既往已出麻疹，无关节疼痛病史，无扁桃体炎病史，其父肝硬化而亡，其母有肩周炎病史，姐姐有肺结核病史。西医诊断：①风湿热。②风湿性关节炎。③肺炎。治法：予青霉素、水杨酸钠等治疗。至 2 月 20 日，听诊心尖区有收缩期杂音，并有心包摩擦音，鼻翼扇动，经予吸氧稍见好转。2 月 21 日，面色苍白，全身无力。血常规：白细胞 14.6×10^9/L，中性粒细胞 0.94，使用糖皮质激素后，一般情况稍见改善，血液培养 9 天未见细菌生长。2 月 29 日晚上热又升高至 40 ℃，呼吸急促，面色潮红，心尖区心音亢进而不整齐，双肺呼吸音粗，3 月 2 日青霉素及糖皮质激素仍注射，至 3 月 6 日，一般情况仍危重，自诉两肩关节疼痛，腹痛显著，气促，脉搏 136 次/min，且快慢不规律，全身浮肿，腹部有移动性浊音，双肺仍有啰音，肝在肋缘下两指。考虑并发风湿性心脏病，出现心力衰竭，增用洋地黄，仍大量出汗，有虚脱症状。请中医会诊治疗。

初诊 自诉肩关节疼痛，心悸，上冲心胸，腹痛。恶风，发热多汗，腹部膨隆拒按，大便 2 日未解，全身浮肿，咳嗽气促，痰多。苔白而润，脉搏浮大虚数，有结代脉之象。根据恶风、发热、自汗等症，病势还在外未解。已有正虚邪实。中医诊断：①痹证。②心痹。③咳嗽。中医辨证：风寒湿热之邪犯经络肺系，内舍心脉而悸动不安。治法：祛风除湿，化痰通络，补益心气。

方药 桂枝加桂汤加减。桂枝 12 g，白芍 9 g，生姜 2 片，党参 10 g，大枣 2 枚，甘草 3 g，陈皮 7 g，金银花藤 6 g，防风 8 g，冬瓜皮 8 g，秦艽 5 g，桑枝 5 g，茯苓 10 g。2 剂，水煎服。

二诊 心悸减，热稍退，余症同前。

方药 心悸减，甘草附子汤加味。附子（先煎）4 g，五加皮 5 g，冬瓜皮 10 g，仙鹤草 7 g，甘草 3 g，白术 7 g，白芍 7 g，党参 5 g，桂枝 5 g，磁石（先煎）7 g，忍冬藤 7 g，桔梗 7 g，冬花 5 g，远志 3 g，紫菀 5 g，茯苓皮 5 g。2 剂，水煎服。

三诊 热度减退，上午接近正常，晚上 38.5 ℃，浮肿减退，腹围由 61.5 cm 减至 58.5 cm。汗液减少，气促改善，停用氧气。肩关节痛及腹痛均减轻，大便解，酱褐色。原方继续服用 3 剂。

四诊 稍有低热，体温不超过 38 ℃，脉搏 120 次/min。苔白，结代脉明显减少。

方药 附子（先煎）3 g，桂枝 5 g，甘草 3 g，白术 7 g，党参 5 g，仙鹤草 5 g，磁石（先煎）10 g，茯苓皮 5 g，冬瓜皮 10 g，远志 3 g，白芍 5 g，陈皮 5 g，麦芽 7 g。3 剂，水煎服。

五诊　因受凉而发支气管肺炎，体温达 40 ℃，并显咳嗽加剧，痰多，呈白沫状，气促，苔白腻，脉象又浮数。

方药　白术 7 g，茵陈 5 g，麻黄 3 g，桂枝 3 g，白芍 7 g，甘草 3 g，前胡 5 g，远志 3 g，杏仁 3 g，瓜蒌皮 4 g，黄芩 5 g，茯苓皮 5 g，蝉蜕 2 g。2 剂，水煎服。

六诊　无发热，体温正常，舌苔薄白，舌质红绛。

方药　前胡 7 g，丝瓜络 5 g，防风 7 g，甘草 3 g，浙贝母 6 g，紫菀 5 g，桑枝 7 g，茯苓 10 g，桑叶 6 g，芦根 10 g，远志 3 g。4 剂，水煎服。

七诊　热度未见上升，一般症状均好转，体温接近正常，上午退至 36.5 ℃，全日尿量 1800 mL，浮肿完全消失，呼吸、脉象均正常，双肺啰音消失，但饭后汗液尚多，精神疲乏。

方药　党参 12 g，白芍 9 g，白术 10 g，甘草 3 g，茯苓 10 g，仙鹤草 5 g，浮小麦 5 g，桑枝 5 g。4 剂，水煎服。一般情况尚可，无发热，无浮肿，出院疗养。后来院检查心脏杂音消失，血沉恢复正常。

按　本案患儿因痹证入院，考虑风湿性关节炎、肺炎，累及心脏，通过使用抗生素及激素治疗，病情反复，久而逐渐加重，病情危重，通过中医治疗后转危为安。本案关节疼痛，心悸上冲，恶风发热，腹胀水肿，考虑外邪未清，并出现正虚邪实的趋势，高热不退，青霉素及激素均不能控制，察舌苔薄白，虽然患者一直发热，且大便未解，精神萎靡，但舌脉象表现为寒湿，故使用桂枝加桂汤及甘草附子汤等剂治疗，祛风散寒，反而热退，大便通畅。体现了中医辨证论治之精妙。

病案 8

张某，女，48 岁，湖南衡南县人。

初诊 左膝关节肿痛，屈伸不利 5 年余，加重 1 个月。患者诉畏寒肢冷及腰部酸软，精神食纳差，反复发作 5 年，遇天冷症状加重。遂入门诊就诊。现症状同前，舌质淡，苔白，脉沉细。中医诊断：痹证。中医辨证：肝肾亏虚。治法：补益肝肾，养筋止痛。

方药 独活寄生汤加减。独活 10 g，细辛 3 g，防风 10 g，秦艽 10 g，肉桂（后下）6 g，桑寄生 10 g，杜仲 10 g，牛膝 10 g，当归 10 g，川芎 10 g，白芍 10 g，补骨脂 10 g，甘草 6 g，黄芪 15 g，人参 10 g，延胡索 10 g。3 剂，水煎服。

二诊 左膝关节仍肿痛，屈伸不利。畏寒肢冷及腰部酸软有所缓解，精神食纳尚可，舌脉无变化。

方药 独活 10 g，细辛 5 g，防风 10 g，秦艽 10 g，肉桂 6 g，桑寄生 10 g，杜仲 10 g，牛膝 10 g，当归 10 g，川芎 10 g，大伸筋草 30 g，蜈蚣 1 条，甘草 6 g，黄芪 15 g，人参 10 g，乌梢蛇 10 g。7 剂，水煎服。

三诊 左膝关节肿痛、屈伸不利缓解。畏寒肢冷减轻，腰部酸软明显好转，精神食纳尚可。

方药 独活 10 g，细辛 4 g，防风 10 g，秦艽 10 g，桑寄生 10 g，杜仲 10 g，牛膝 10 g，当归 10 g，川芎 10 g，大伸筋草 30 g，蜈蚣 1 条，甘草 6 g，乌梢蛇 10 g，人参 10 g。10 剂，水煎服。服完药后，左膝关节肿痛基本消除，腰部酸软大为好转，但屈伸活动仍受限制。舌苔薄白，脉沉软。

按　《医方考》："肾气虚弱，肝脾之气袭之，令人腰膝作痛，屈伸不便，冷痹无力者，此方主之。肾，水脏也，虚则肝脾之气凑之，故令腰膝时而作痛。屈伸不便者，筋骨俱病也。"本案系肝肾亏虚，气血两虚而致久痹，故见左膝关节肿痛，屈伸不利，畏寒肢冷，腰部酸软，予以独活寄生汤加减治疗后诸症均明显好转，疼痛明显时可加蜈蚣、乌梢蛇、地龙等以祛风通络，活血止痛，临床可达到明显效果。患者平素应注意避风寒和雨湿。

病案 9

颜某，女，34 岁，湖南衡东县人。

初诊　背脊骨疼痛 8 年。患者 26 岁时出现背脊骨疼痛，至夜尤甚，劳累时加重，曾经于本地中、西医及外地多处医院治疗未愈。现背脊骨疼痛如旧，时痛时止，喜温喜按，入夜尤甚。苔白滑，舌质淡红，诊得六脉濡软。中医诊断：痹证。中医辨证：肾阳亏虚，寒湿内阻。中医治法：温肾助阳，除湿通络。

方药　金毛狗脊 30 g，淫羊藿 15 g，锁阳 6 g，松木节 7 个，杉树节 7 个，野葡萄藤 60 g。10 剂，水煎温服。针刺膏肓双穴，用重刺法。

二诊　以上述针、药治疗 10 日后，脊背疼痛症状消失，患者欣喜不已。饮食睡眠二便均正常。舌苔薄白，脉有力。

按　《素问·长刺节论》："……病在骨，骨重不可举，骨髓酸痛，寒气至，名曰骨痹。"本案系由膀胱肾经阳虚，风湿内入，督脉之气阻滞不通而痹痛，入夜和劳累后阳气更虚，阴寒湿气更甚，故入夜或劳累后尤重。方中锁阳、狗脊、淫羊藿壮阳，为温肾通膀胱之要药，而松木节、葡萄藤为通关活络之佳品，合用则温肾通阳活络止痛。膏肓穴有扶阳固卫、滋阴安营、调和全身气血的作用，故用针重刺双膏肓穴，两者配合，疗效显著。此案辨证准确，针、药对证合拍，方收出奇制之效。

病案 10

曹某，男，64 岁，湖南衡东县人。

初诊 右肩部疼痛伴关节活动不利 1 年余。自诉受凉后右肩部疼痛，右上臂上举手指不能摸到鼻尖，向后翻不能碰到肩背部，双手不能合拢，不能独立的脱衣及穿衣。上臂的肩俞穴有压痛点，遇温则痛减，遇冷则痛加，不能劳累干重活。体查：肩部外形无变化，舌质淡，苔微白，脉弱。中医诊断：痹证（肩痹）。中医辨证：风寒湿痹·痛痹。治法：温经散寒，祛风除湿。

方药 蠲痹汤加减。党参 9 g，当归 9 g，赤芍 9 g，防风 9 g，桂枝 6 g，制草乌（先煎）9 g，炙黄芪 15 g，炙甘草 3 g，川芎 6 g，鸡血藤 15 g，生姜 5 片，姜黄 9 g，熟地黄 15 g。7 剂，水煎温服。

针灸治疗：电针（条口穴透承山穴，使其酸麻感到达足跟部、足背部、足趾。）嘱咐患者两手做向上攀爬的动作，两臂上举、向外翻动、内旋等动作。刚开始，患者因疼痛难以完成动作。嘱咐患者多活动，随着电针的刺激，疼痛逐渐减轻，活动也逐渐加快。渐渐地，患者后臂可以上举，手指可以触及鼻尖，向后摸头可以触及颈项部。两手臂可以触及背部，同时可以把外衣脱下再穿上、做外翻、内旋等动作。电针刺激 3 分钟后停针。上臂的疼痛感大大减轻。再加上配合口服中药汤剂。嘱患者隔 1～2 日来针灸 1 次，注意保暖。

二诊 治疗到第 6 日时，患者疼痛的症状基本消除。舌薄白，脉细。嘱其继续配服中药汤剂治疗。

方药 党参 15 g，炒白术 15 g，当归 15 g，赤芍 15 g，炙黄芪 6 g，炙甘草 3 g，桂枝 3 g，防风 6 g，姜黄 6 g，制草乌（先煎）6 g，鸡血藤 15 g，生姜 5 片，熟地黄 15 g，川芎 6 g。20 剂，水煎服。随访，右肩部疼痛及关节受限消除，无复发。已经恢复劳动力。

按 本案患者属痹证中肩痹（肩凝证），又称"冻结肩""五十肩""露肩风"。临床上是以肩关节疼痛、活动受限为主要症状。其发病的主要病因为年老体衰，肝肾不足，气血虚损所致。该患者为肩部外露受凉，感受寒邪入侵，寒凝筋膜而致。日久导致筋脉粘连，活动不利。同时年老，气血虚弱，运行不畅，血不荣养筋骨。营卫两虚、风湿邪气乘虚所致。该患者气血虚弱、血不荣养为内因，感受风寒湿邪为外因。治疗上，通过电针刺激穴位（条口透承山），以达到疏通筋络，活血化瘀之效。配合中药内服治疗，以祛风散寒，通络止痛。一诊以蠲痹汤加减为主：方中当归、川芎、赤芍、熟地黄养血活血止痛而和营；辛能散寒，风能胜湿，故荆芥、防风祛风解表；患者起病疼痛剧烈，加以草乌祛风除湿、通经活络；痛在上肢，加姜黄理气血中之气，能入手足而祛寒湿；鸡血藤补血活血，舒筋通络；黄芪补气升阳，行滞通痹。二诊时，患者疼痛较前减轻，予以炒白术健脾燥湿益气。最后配以生姜以祛寒散表，调和诸药之效。后患者活动如常，劳动力已恢复。

病案 11

毛某，男，57 岁，湖南长沙市人。

初诊 右膝关节肿痛不能屈伸伴左足胀痛 9 个月。每逢吹风，阴天下雨天时疼痛加重，要持手杖才能行走。曾经在当地医院行电疗、封闭疗法、组织疗法，当即症状稍缓解，但过后仍有疼痛，右膝部肿痛持续 9 个月之久。舌淡红，苔白腻，舌下脉络呈淡紫色，按脉细滑。中医诊断：痹证（膝痹）。中医辨证：风寒湿侵袭膝、足部，阳气不运，湿性黏滞。治法：

温阳散寒，祛风除湿。

方药　阳和二陈丸合养荣化湿汤加减。橘红20 g，法半夏10 g，茯苓30 g，白芥子（包煎）7 g，甘草15 g，肉桂（后下）6 g，杜仲20 g，牛膝20 g，车前子15 g，独活10 g，麻黄6 g，炮姜6 g，防风10 g，秦艽15 g。7剂，水煎服。外用回阳膏贴痛处。

二诊　患者诉右膝及左足疼痛较前缓解，但活动后疼痛仍加重，治疗前两手要持手杖才能行走，治疗后手杖可以去掉。舌淡红，苔薄白，脉沉细。

方药　独活寄生汤加减。独活12 g，桑寄生15 g，牛膝10 g，桂枝9 g，炙附子（先煎）12 g，杜仲10 g，党参15 g，防风9 g，川芎9 g，细辛4 g，当归18 g，苍术18 g，茯苓5 g，威灵仙5 g，甘草5 g。7剂，水煎服。

三诊　患者右膝疼痛及左足疼痛明显好转，走路无影响，不需要手杖。舌淡红，苔薄白，脉沉细。

方药　独活寄生汤加减。独活15 g，桑寄生15 g，当归18 g，甘草5 g，威灵仙5 g，茯苓5 g。10剂，水煎服。患者服阳和二陈丸，养荣化湿汤，外贴回阳膏，刚来治疗时两手要持手杖才可行走，治疗数次后手杖可以去掉，2个月痊愈，后未再复发。

按　风寒湿痹相当于西医学风湿性关节炎或者类风湿关节炎。本案患者由于感受风寒湿邪，痹阻经络，不通则痛所致的膝关节疼痛，屈伸不利，肢体麻木不仁，筋脉挛急等一系列症状。本病患者病位在右膝及左足，常在刮风阴雨天气时疼痛加重考虑为风寒湿痹。治以阳和二陈丸合养荣化湿汤加减以达到温阳散寒，祛风除湿作用，外用回阳膏温阳散寒，回阳通脉。

后期患者疼痛好转配合独活寄生汤强筋骨、祛风湿，患者疼痛得减，自然不需手杖即可行走自如。药证相合，痛止病愈。

病案 12

袁某，男，39 岁，湖南衡东县人。

初诊　反复右足背酸痛肿胀 1 年余。1 年前右足背酸痛肿胀伴水肿及伸缩不利，脘闷欲呕，于当地卫生所诊断为"历节风痛"，未做处理。现多汗，食欲差，夜间疼痛入睡困难。平素喜食肥甘，吸烟、饮酒 10 余年。舌暗紫，苔黄腻，脉弦涩。中医诊断：痹证。中医辨证：痰湿阻滞经络，经脉失荣，气血运行受阻。治法：涤痰化湿，舒筋通络。

方药　生大黄 4 g，茯苓 12 g，橘红络 6 g，紫苏梗 10 g，黄连 12 g，厚朴 6 g，冬瓜子（包煎）3 g，大伸筋 10 g，蚕砂（包煎）5 g，川牛膝 10 g，黄柏 12 g，制胆星 3 g，沉香 9 g。7 剂，水煎服。嘱患者清淡饮食，忌烟酒。

二诊　食欲改善，饮食基本正常，右足背骨节酸痛稍缓解，睡眠改善。

方药　姜半夏 6 g，广陈皮 6 g，路路通 6 g，黄连 9 g，厚朴 9 g，建曲 9 g，生大黄 6 g，白茯苓 12 g，丝瓜络 10 g。7 剂，水煎服。

三诊　骨痛未尽除。

方药　金狗脊 6 g，白茯苓 12 g，伸筋草 5 g，路路通 5 g，油松节 5 g，橘红 6 g，首乌藤 6 g，姜半夏 6 g。10 剂，水煎服。并予以大活络丹，每日 1 粒，服汤药送下。

四诊 右足背偶有疼痛，睡眠饮食如常人。舌红，苔薄白，脉弦。

方药 炒当归6g，海风藤10g，天仙藤3g，丝瓜络10g，海桐皮9g，木瓜9g，威灵仙10g，川杜仲12g，络石藤10g。10剂，水煎服。服10剂后步履如常。

按 历节风痛即痛风。《金匮要略·中风历节病脉证并治》："盛人脉涩小，短气，自汗出，历节疼，不可屈伸，此皆饮酒汗出当风所致。"本案患者历节风痛，骨节酸痛肿缩不利，脘闷欲呕，平素喜饮酒，嗜食肥甘厚味，舌暗紫苔黄腻属于痰湿沉伏中焦，痰湿阻滞，宗筋失舒。《中藏经·五痹》："肉痹者，饮食不节，膏粱肥美之所为也。痹阻日久，经络长期为邪气壅阻，营卫不行，湿聚为痰，络脉瘀阻，痰瘀互结。急当涤痰化湿，扫浊下行，清理中焦。"故首诊以制胆星涤痰，茯苓化湿，大黄、川厚朴扫浊下行，苏梗宣上通下，黄连清热燥湿，沉香行气止痛。二诊之后便是标本兼治，偏向治标，"久痛入络"，"久病必瘀"，凡顽痹之证，邪气深入经髓、骨骼，气血瘀滞，单以祛风、散寒、燥湿难以奏效，惟以钻透剔邪之类，才能疏风通络、化瘀止痛，因藤类药轻灵，易通利关节而达四肢故用海风藤、络石藤等。并用大活络丹除湿化痰，活络止痛，行动恢复如常。

病案 13

潘某，女，34岁，广东广州市人。

初诊 腰胁疼痛2个月伴发热3日。现腰和两胁疼痛剧烈不能坐，肢体关节疼痛，活动不利，局部灼热红肿，遇热加重，遇冷则舒。两腿上节麻木，下节冰冷，胃口不振，面色焦黄，身体虚弱，伴有头痛和气喘，发热伴咳嗽，体温38℃，咽喉肿痛。舌红苔黄腻，脉浮数。中医诊断：痹证。中医辨证：风湿热痹兼有风热感冒。治法：清热通络，祛风除湿；辛凉解表，清热解毒。

方药　白虎加桂枝汤加减合银翘解毒汤加减。知母 18 g，生石膏（先煎）20 g，粳米 18 g，金银花 15 g，白菊花 15 g，蒲公英 15 g，连翘 15 g，贝母 9 g，紫花地丁 12 g，桂枝（去皮）9 g，生地黄 9 g，赤芍 9 g，牡丹皮 9 g，木通 6 g，栀子 6 g，大黄 3 g，炙甘草 6 g。7 剂，水煎服。

二诊　诸症悉减，发热已退，仍感头疼，近期失眠。舌苔白腻，脉平。

方药　养荣化湿汤加减。生黄芪 15 g，党参 15 g，白术 20 g，当归 15 g，五加皮 10 g，牛膝 10 g，川芎 7 g，白芍 10 g，茯苓 15 g，熟地黄 10 g，香附 10 g，甘草 5 g，浙贝母 10 g，姜半夏 15 g，黄芩 10 g，橘红 10 g，桔梗 5 g，炒酸枣仁 10 g，远志 4 g，木瓜 15 g。6 剂，水煎服。予以阳和二陈丸口服，冲和膏外贴痛处。后遇到时说，年余未复发。

按　痹证的发生与营卫失调、五脏亏虚、六腑失和有关。本案患者温热之邪侵袭营卫关节，筋脉骨节既不得气血所荣，又被温热所肆虐，则关节疼痛。温热侵袭，郁热内结，两热相搏，则遇热加甚。温热侵袭壅滞脉络，则关节红肿，正邪斗争，则发热。舌红，苔黄腻，脉数均为温热侵袭之象，其治当清热通络，祛风除湿，患者兼有风热感冒之症状，合用银翘解毒汤辛凉解表，清热解毒。二诊诸证悉减，但仍有头疼，近期失眠，不红不肿，关节酸痛，当改用养荣化湿汤除湿养荣，配合阳和二陈丸理气燥湿巩固疗效。外贴冲和膏清热除湿，活血化瘀，改善腰痛。疗效显著，未再复发。

病案 14

王某，女，22 岁，湖南衡东县人。

初诊　四肢关节疼痛 1 个月。患者 1 个月前畏寒发热，随后出现左膝、左腕关节疼痛，游走至双侧踝关节，右膝关节局部红肿，双膝关节周围有散在红斑，曾在某诊所用消炎剂治疗，未退热，疼痛稍有好转。又曾于某诊所施以针灸好转，但在阴雨天疼痛加剧，平素常患扁桃体炎。体查：发育营养中等，扁桃体肥大，双膝关节无压痛，小腿内侧有散在性红斑数个，关节运动自如。舌红，苔黄腻，脉涩。中医诊断：痹证。中医辨证：风湿热痹。治法：祛风除湿，清热止痛。

取穴　鹤顶、犊鼻、阴陵泉、曲池、足三里、梁丘、阳关、血海。针刺找到明显感觉后，留针 15～20 分钟，治疗 2 次后，左侧肩关节疼痛已止，治疗 5 次后，关节疼痛及红肿均已消失，但有左侧膝关节胀感。患者于此时间段间断来治疗。

二诊　患者病又复发，高热体温达 40 ℃，经过几小时退热，此次为第 3 次复发，但双膝关节疼痛、左侧小腿内侧出现的环形红斑均已消退。该患者续用前法先后共治疗 17 次痊愈。

病案 15

文某，女，38 岁，湖南衡东县人。

初诊　双膝关节疼痛 3 年余。患者于 3 年前因户外受寒后双膝关节疼痛肿胀数日，右小腿内侧出现数个结节红斑，曾在某医院注射青霉素稍好转。后疼痛反复发作，每在阴雨天发作加重。常发扁桃体炎。体查：体温 36.7 ℃，发育营养中等，精神一般，扁桃体稍肥大，心尖区可闻及收缩期杂音，两膝关节肿胀，右膝关节周长 36 cm。左膝关节周长 35 cm，有明显压痛，无潮红亦无波动感。X 线检查：双膝关节未见异常。舌淡，苔薄白，脉弦紧。中医诊断：痹证。中医辨证：风寒湿痹。治法：散寒除湿，宣痹止痛。

取穴　鹤顶、犊鼻、阳陵泉、阳关、血海、阴陵泉、足三里、曲池、梁丘、下巨虚、三阴交。强刺激，入穴找到明显感觉后，留针 15～20 分钟。经过 2 次治疗后，左膝关节未疼痛，治疗 5 次后右膝关节肿痛减轻。两膝关节周长相等，均为 35 cm。但仍有疼痛感。7 次后关节疼痛消失，仅有胀感。共施针 20 次后自觉症状全消。

病案 16

高某，男，37 岁，湖南衡东县人。

初诊　四肢关节及腰部疼痛 1 个月。患者 1 个月来夜间开始出现两腿疼痛，逐日加重，间有发热，两踝关节肿胀，不能行走，两肘关节及腰部稍痛。既往患过疟疾，用奎宁治疗已愈，无关节痛病史。体查：体温 37.5 ℃。发育营养中等，痛苦面容，扁桃体无肿大，双膝关节屈伸疼痛，内侧红肿，压痛明显，右足第二趾红肿压痛。舌红，苔黄腻，脉弦紧。X 线检查：双膝关节及两踝关节均未见异常。中医诊断：痹证。中医辨证：风湿热阻经络，气血运行不畅。治法：清热祛湿，宣痹止痛。

取穴　犊鼻、阴陵泉、解溪、照海、足三里、下巨虚、阳陵泉、外关、中渚、梁丘、曲池、申脉、三阴交。以捻转进针法，刺入穴位，找到麻胀感觉。留针 15～20 分钟。每隔日 1 次。治疗 1 次后，两踝关节红肿消失，疼痛减轻，2 次治疗后疼痛消失，行走自如，但有全身多汗。5 次后症状消失。

二诊　患者因洗冷水澡和夜间着凉，关节痛复发，两膝关节疼痛剧烈，夜间不能入睡。又行针刺 4 次，症状消失痊愈。

按　主编先父赵辉煌老先生善于施针治痹病，治愈这类疾病多矣。选穴施针主要根据脏腑经络的原理以及循环的次序进行辨证论治。此外手运针法的功底对治疗效果十分重要。针灸治疗痹证，在《素问·痹论》中即已明确提出："痹……以针治之奈何？岐伯曰：五脏有俞，六腑有合，循脉之分，各有所发，各随其过，则病瘳也。"之后，《针灸甲乙经》载有各种性质及不同部位痹痛的针治之法。后世医著，诸如《备急千金要方》《针灸资生经》及《针灸大成》等，皆有这方面的丰富资料。病案 14～16 未使用任何药物，辨证取穴精准到位，单纯针治痊愈，不禁叹祖国医学针灸之奇妙。

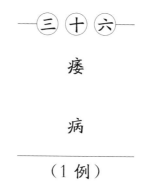

痿病

（1例）

病案

肖某，女，47岁，湖南衡东县人。

初诊　下肢痿痿软乏力半年。患者诉半年前出现下肢痿软乏力，后逐渐失去活动能力，曾在某医院诊断为"格林-巴利综合征"。疗效不佳，劝患者放弃治疗。患者及其爱人强烈要求中药治疗。现四肢乏力，以双下肢为主，行走困难，伴心悸气短，乏力纳差，睡眠差，大便稀。查：双下肢轻度萎缩，舌淡胖，苔白，脉沉细。中医诊断：痿证。中医辨证：脾胃气虚，肢体经脉失养。治法：健脾养胃，补益气血，强筋壮骨。

方药　补中益气丸加归脾汤加减。黄芪30 g，炙甘草9 g，人参6 g，熟地黄10 g，当归9 g，北柴胡6 g，陈皮6 g，升麻6 g，木香9 g，白术9 g，枸杞子10 g，茯神9 g，远志9 g，酸枣仁9 g。14剂，水煎服。

上方加减变化治疗10个月后下肢痿软乏力等症状逐渐消失，能正常劳动工作。

按　格林-巴利综合征医学规范名称为吉兰-巴雷综合征，属中医学"痿症""痹证"范畴，现代医学对其病因及发病机制尚不完全清楚，认为多由感染（空肠弯曲菌、病毒、支原体等）引起的免疫细胞介导的自身免疫性疾病，主要病理改变为神经根脱位鞘及轴索变性。中医学认为引起本病的病因有外感和内伤两个方面。外感多为感受湿热或寒湿之邪，内伤则责之于脾肾虚弱。本案患者湿邪阻滞中焦，则致脾胃虚弱，气血生化乏源，气虚而致血行无力，瘀阻脉络；肌肉筋脉失于濡养，渐见肢体肌肉萎缩，痿废不用。《素问·痿论》："……脾主身之肌肉，肾主身之骨髓……脾气热，则胃干而渴，肌肉不仁、发为肉痿。肾气热，则腰脊不举，骨枯而髓减，发为骨痿。"方用补中益气汤，补益脾胃之气。黄芪补表气，人参补里气，炙草补中气 3 药相配，大补一身之气；白术、当归健脾益气；陈皮、升麻、柴胡升举阳气，调理气机；枸杞子补肾益精；熟地黄兼补肾精之不足。本案患者同时伴有心悸失眠，大便稀等症状，予以归脾汤养心安神，健脾益气。药证合拍，随证加减，坚持治疗 10 个月后痊愈。叹中医学辨证论治之奇妙！此外，患者有信心和耐心坚持服药治疗亦是非常重要的治愈因素。

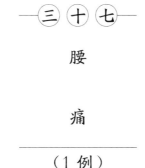

腰

痛

（1 例）

病案

单某，女，45 岁，湖南衡南县人。

初诊　腰腿部伴腹部疼痛 9 个月。诉 9 个月前因左坐骨神经疼痛，西医屡注射消炎止痛药，虽然当时疼痛缓解，但片刻后腰腿痛仍如故，而且又得腹痛，持续至今。昨日又服发汗剂，后怕冷大汗，浸湿衣襟 2 次。腰腿痛未缓，腹痛又来，腹痛时频频如厕，且又嗳气并有白带常流。其腰腿及腹痛部常怕冷，要热物熨之或近火烤方能痛减。舌质淡红，舌苔白腻，按脉沉细。中医诊断：腰腿痹合腹痛。中医辨证：寒湿侵袭腰腿经络，寒凉西药直中胃肠，阳气受损，气机受阻，不通则痛。治法：温经散寒，健脾渗湿，补阳活络止痛。

方药　当归四逆汤加减。当归 15 g，茯苓 15 g，桂枝 12 g，细辛 3 g，白芍 9 g，白术 9 g，木通 9 g，川芎 6 g，甘草 6 g。2 剂，水煎服。

二诊　腰腿及腹部疼痛大减，仍需热物或火熨烤。脉沉弦，苔微白有津，口不渴。

方药　独活寄生汤加减。炙附子（先煎）12 g，独活 12 g，桑寄生

14 g，桂枝9 g，防风9 g，川芎9 g，细辛3 g，当归18 g，苍术18 g，甘草6 g，威灵仙5 g，茯苓10 g。3剂，水煎服。

三诊 腰腿及腹部疼痛减轻，脚在痛时怕冷，尚要热物熨烤。白带已止，脉弦。

方药 独活寄生汤加减。炙附子（先煎）5 g，北姜3 g，细辛3 g，威灵仙3 g，羌活9 g，独活9 g，桑寄生15 g，川芎9 g，苍术9 g，桂枝9 g，木通9 g，乳香9 g，没药9 g，当归18 g，茯苓12 g。5剂，水煎服。

腰腿及腹部疼痛基本消失，怕冷减轻，舌苔薄白，脉缓。面诊时用针刺环跳、委中、昆仑3个穴位并用艾条灸之。病愈后未再复发。

按 本案患者感受寒湿之邪，营血虚弱，寒凝筋脉、血行不利导致腰臀部疼痛不止。一诊方药以当归四逆汤为主方，当归补血为君，白芍为臣，辅之养营血；桂枝之辛、细辛之苦，散寒温气；甘草为使，益其中，补其不足。以木通之淡，而通行其脉道也。佐以川芎活血行气止痛，白术健脾化湿。二诊方以独活寄生汤为主方，治以散寒祛湿、温经通络为主。《备急千金药方》："夫腰背痛者，皆由肾气虚弱，卧冷湿地当风得之。不时速治，喜流入脚膝为偏枯、冷痹、缓弱疼重，或腰痛、挛脚重痹，宜服此方也。"腰为肾之府，真气不贯，感染寒邪，则腰部冷痛，不渴，上则无热也。服用发汗剂后大汗不止，腹泻，伴有嗳气，提示中焦脾胃气虚，运化不利所致。第二诊方中桂枝、防风、细辛祛风散寒，除湿止痛，甘草、川芎、当归补益气血，祛湿活血；苍术、茯苓健脾祛湿；附子温阳通络；佐以威灵仙通筋活络。三诊时患者疼痛明显缓解，但仍怕冷，则表明寒邪未除，则方中以独活寄生汤为主方合以当归芍药散以散寒祛湿，温经通络。以乳香、没药加强活血。最后辅以针刺，《席弘赋》言"委中专治腰间痛"，昆仑、环跳舒筋活络，温经散寒，三者配伍常用于治疗坐骨神经痛，搭配艾灸温阳通络，祛湿散寒，引火下行，改善寒湿腰痛，患者腰腿腹痛未再复发。

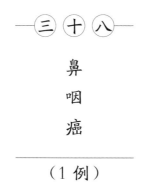

—三十八—

鼻咽癌

———————

（1例）

病案

———————————————————————

陈某，女，49岁，湖南衡山县人。

初诊 两侧颈部肿大，左侧颈面部放射性疼痛麻木3个月。某院诊断为"鼻咽癌三期"，放射治疗20余次。现患者重度贫血，卧床难起，四肢乏力，面白，诉口干微热，眼花，喉中痰多。舌下见许多瘀斑，苔稍黄腻，脉沉细涩。要求服中药治疗。中医诊断：颃颡岩（鼻咽癌）。中医辨证：血虚血瘀阴亏痰阻证。治法：活血养血滋阴化痰。

方药 犀黄醒消丸合四物汤加减。犀黄醒消丸（牛黄，麝香，乳香，没药，雄黄），当归9g，熟地黄12g，白芍9g，川芎6g，南沙参10g，北沙参10g，甘草6g。60剂，水煎服。犀黄醒消丸，每次9g，每日2次，空腹服。

二诊 服药物60日后复诊诉已能起床，生活自理，颈面疼痛麻木均消失，能食能睡，舌质红苔薄白，脉平，后于医院复查，颈部病灶基本消失。

按 本案患者为晚期鼻咽癌，已做放疗20余次，症见颈部疼痛，咽喉口干，微热。舌苔黄腻，舌下许多瘀斑瘀点，脉细涩。证属血虚血瘀兼阴亏痰阻证。犀黄醒消丸，具有清热开窍，化瘀定痛的功效。实验研究证明：能抑制小鼠梭形细胞瘤和肉瘤的生长。配合四物汤养血活血，沙参滋阴清热，连续治疗 2 个月，症状消除，颈部肿块基本消失，一般情况均可，需进一步调补脾肾，以善其后。

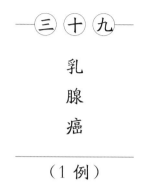

乳腺癌

（1例）

病案

张某，女，46岁，湖南衡阳县人。

初诊　左侧乳房肿块3个月余。3个月前颜面浮肿，继而下肢浮肿，尿频，食纳亢进，忧思易怒，全身疲乏无力，自觉消瘦。在当地医院检查左侧乳房外上缘内侧隆起。乳核较右侧大，无压痛，经病理检查为乳腺癌。当地医院建议手术切除，患者未同意。20日后，发现左乳房缘至腋窝外缘淋巴结肿大，自觉心跳加快，胸闷气短伴头晕。

检查　发育中等，消瘦，颜面苍白，稍有浮肿，心肺及腹部正常，左侧乳房乳核4 cm×4 cm×1.5 cm，无压痛，左侧乳头较右侧上移，乳核5 cm×6 cm×3 cm大小。乳核偏外上缘的内侧，并有小淋巴结（约黄豆大）数个，腋下也有同样淋巴结1个，能移动，无压痛。舌苔白腻，脉弦无力。

辅助检查：病理诊断：鳞状上皮细胞癌。中医诊断：乳岩。中医辨证：痰瘀气滞。治法：化痰导滞，行气祛瘀。

方药　内服仙方活命饮加减、小金丹加减，外用木香饼。

仙方活命饮加减。金银花15 g，山甲珠（穿山甲为国家一级保护动物，现禁用）9 g，当归9 g，桃仁9 g，天花粉9 g，防风6 g，甘草6 g，红花6 g，乳香 6 g，没药 6 g，浙贝母 6 g，皂角刺 6 g，白芷 3 g。15 剂，水煎服。

小金丹加减。白朱砂（白色古瓷粉，江西产为佳）6 g，血竭 6 g，鸽粪 6 g，甘草 6 g，香墨 6 g，山慈菇 6 g，白芷 6 g，梅片 5 g，天花粉 9 g，地龙 9 g，草乌 10 g，五灵脂 20 g，白胶香 20 g，乳香 12 g，没药 12 g，当归 20 g，麝香 1 g。共磨为细面，老蜜为丸，每丸重 6 g，每次 1 丸，2 日后逐渐增量至每次 3 丸，早、晚各 1 次。

木香饼。木香 12 g，生地黄 21 g。先将木香研细入鲜生地黄，捣碎做成饼状，外敷，每日 2 次，每次 20～30 分钟。

二诊 按上述方法治疗，期间曾用香贝养荣汤（白术，人参，茯苓，熟地黄，川芎，当归，白芍，陈皮，贝母，香附，桔梗，甘草，生姜，大枣）与之交替用，但丸药一直服用，经过 50 日后，肿块消退，淋巴结肿亦消退。此后 1～2 个月来就诊，并给予丸药巩固。

三诊 2 年后患者诉自觉无特殊症状，也无淋巴转移，可从事劳动。其间患者共服丸药 600 丸，汤药 150 剂，木香饼外敷 100 余次。最后检查皆为正常范围。

按 本案患者乳岩系气滞痰瘀所致。《外证医案汇编》："乳症，皆云肝脾郁结，则为癖核；胃气壅滞，则为痈疽。"患者为中年女性，忧思郁怒，肝气郁结致肝气不舒而失于条达，气不舒则气滞血瘀；肝郁犯脾，脾失健运，则痰浊内生。气滞痰瘀互结阻滞乳络而成肿核。由其发病较急，病程较短，且见于皮肉之间，肿胀见乳房外上缘，范围较为局限，断为阳证。予仙方活命饮以清热解毒，活血消肿溃坚；小金丹以化痰祛湿，祛瘀通络；兼木香饼外敷行气散结养血，除妇女气滞结肿成核。《外科发挥》言仙方活命饮"一切疮疡，未作脓者内消，已成脓者即溃。又排脓止痛，消毒之圣药也。"《外科证治全生集》言小金丹"流注初起，痰核、瘰疬、乳岩、横痃初起。阴疽初起，皮色不变，肿硬作痛，多发性脓肿。"故而颇见成效，患者预后良好，行动如常。

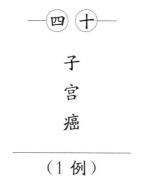

—四十—

子宫癌

（1例）

病案

孙某，女，43岁，湖南衡东县人。

初诊 间歇性阴道流血伴下腹及尻骨（尾骨骶骨）刺痛6个月。在外地某医院诊断为"宫颈癌"，已转移。患者拒绝手术，回衡东施中药治疗。现症见：阴道出血有块，呈紫黑色，下腹部及肾区环跳区尻骨（尾骨骶骨）疼痛，呕恶，形体消瘦，纳食欠佳，入夜寒热往来，舌苔白腻，脉象洪滑。中医诊断：子宫癌。中医辨证：阴虚血虚血凝证。治法：滋阴化积，养血止血。

方药 当归身9g，川牛膝9g，谷芽9g，麦芽9g，西洋参（另煎兑服）9g，三七粉（冲服）6g，山慈菇12g，槐花炭12g，侧柏炭12g，木莲12g，漏芦12g，阿胶（烊化兑服）12g，白芍12g，青蒿12g，生地黄30g，藕节炭30g。20剂，水煎服。

二诊 服前方出血减，神清，寒热亦退。下腹及肾区环跳区尻骨（尾骨骶骨）痛均减轻，但行走时气促，恶心。舌苔白腻，脉象平滑。

方药 鲜生地黄10g，当归10g，白芍10g，白术10g，木莲10g，山慈菇 10 g，牛角（先煎）20 g，石韦 10 g，漏芦 12 g，泽漆 12 g，白茯苓 12 g，谷芽 12 g，麦芽 12 g，西洋参（另煎兑服）9 g。阿胶（烊化兑服）12 g。30 剂，水煎服。

三诊 恶血较少，诸症均见减轻，舌苔白腻稍减，脉较前有力。

方药 三七粉（冲服）6 g，西洋参（另煎兑服）9 g，棕榈炭 12 g，阿胶（烊化兑服）12 g，木莲 12 g，山慈菇 12 g，女贞子 12 g，漏芦 12 g，谷芽 12 g，麦芽 12 g，川牛膝 10 g，焦白术 10 g，墨旱莲 9 g，当归身 10 g，炙柏炭 9 g，鲜生地黄 30 g。30 剂，水煎服。连服 1 个月。

四诊 本案患者久损不复，真气不藏，气促微恶，身重如山乃气血大虚，虑其暴脱气逆则呕，气纳则下行。当此肝风上扰，有升无降。幸纳谷后天生气尚旺，可堪延年。

方药 败龟甲（先煎）30 g，鲜生地黄 30 g，金樱子 30 g，当归身 12 g，地骨皮 12 g，山慈菇 12 g，棕榈炭 12 g，漏芦 12 g，墨旱莲 12 g，木莲 12 g，女贞子 12 g，谷芽 12 g，麦芽 12 g，三七粉（冲服）3 g，西洋参（另煎兑服）3 g，川牛膝 9 g，鲜石斛 18 g。40 剂，水煎服。

五诊 漏红渐少，六脉少和，佳象也。左脉弦滑，舌色半腻半赤，阴气未复显然如绘，入夜即寐则有汗．当以补阴为要。

方药 牡丹皮 10 g，广三七粉（冲服）3 g，阿胶（烊化兑服）6 g，鲜石斛 20 g，西洋参（另煎兑服）3 g，地骨皮 10 g，香青蒿 6 g，山慈姑 12 g，漏芦 10 g，木莲 20 g，鲜生地黄 20 g，谷芽 10 g，麦芽 10 g，生姜 12 g，黑豆皮 10 g，浮小麦 15 g，碧桃干 10 g，大枣 5 个。60 剂，水煎服。

六诊 自古久漏通隶属子宫癌肿，淋离不愈，肝肾阴液失荣，劳役操持，五志过极使然。惟需静卧，食物之甘淡，有情之品即为培植生气之助。

方药 牡丹皮12g，炒黄柏12g，女贞子12g，棕榈炭12g，阿胶（烊化兑服）12g，玄参12g，木莲12g，山慈菇10g，墨旱莲12g，地骨皮10g，白芍12g，漏芦12g，谷芽12g，麦芽12g，鲜石斛18g，三七粉（冲服）3g，西洋参（另煎兑服）3g，60剂，水煎服。

七诊 上方服用40余剂，甘寒养肝肾阴营血，先后天欣欣然，有春回寒谷之象。考孙真人九法欲涌阴液不漏，竟在外固八脉。盖冲脉动而诸脉皆动，任脉连失其捏任之权。述淋满下血，则酸楚异常，左关脉滑利顶指是相火伏热未能全解，仍用三才滋肾诸法，现食纳太多，胃中泛酸欲味，消化不良。

方药 牡丹皮12g，漏芦12g，地骨皮12g，山慈菇12g，木莲12g，侧柏炭12g，棕榈炭12g，白芍12，谷芽12g，麦芽12g，藕节炭30g，鲜石斛18g，西洋参（另煎兑服）3g，三七粉（冲服）3g，鲜生地黄30g。60剂，水煎服。

八诊 上方服至38剂复诊：漏红已止，苔腻转佳，食纳亦好，左关脉滑数转和，尻骨环跳区疼痛大减。是皆欠饵补阴而取效。古人有云：阴精上蒸者寿，阳气下陷者危。苟不服药安养，阴竭告溃速至矣。

方药 牡丹皮12g，木莲12g，阿胶（烊化兑服）12g，棕榈炭12g，山慈菇12g，女贞子12g，地骨皮12g，侧柏炭12g，漏芦12g，炒黄柏12g，三七粉（冲服）3g，藕节炭30g，黑豆皮30g，鲜生地黄30g，西洋参（另煎兑服）6g，鲜石斛18g，墨旱莲9g，血余炭6g，太子参6g，仙鹤草18g。60剂，水煎服。

九诊 经来正常，腐肉亦止，皆佳象也，早睡能出门缓步，寒热护理，食纳保养，尚在药饵之先。体重增至 43 kg，善后之方，静卧勿劳，即可有成。

方药 牡丹皮 12 g，木莲 12 g，黄柏 12 g，党参 12 g，漏芦 12 g，阿胶（烊化兑服）12 g，白及 12 g，山慈菇 12 g，侧柏炭 12 g，石斛 18 g，玄参 24 g，藕节 3 g，生地黄 3 g，生三七 6 g。80 剂，水煎服。

十诊 该患者服药治疗历时 16 个月余，上述症状完全消失，体重增加至 52.5 kg，食量增加，月经基本正常，能外出行走。于上级医院检查，子宫癌已痊愈。

按 本案属中医学"癥瘕"范畴。《灵枢》："癥瘕生于胞宫中，寒气客于子门，子门闭塞，气不得通，恶血但泻不泻，血不以留止，日夜益大，状如杯子，月事不以时下。"中医学认为血瘀、气滞、痰结是发病的主要病理变化。《医林改错》："无论何处，皆有气血，气无形不能成块，结块者，必有有形之血也。"本案患者不仅是血瘀气虚更是阴虚积滞之体质，故治疗滋阴益气养血止血为主要治疗之法。组方中以生地黄、石斛、龟甲、阿胶、三七滋阴养血止血为主要药物反复使用，兼以木莲、女贞子、墨旱莲滋补肝肾，使血有生源，兼以止血之品血余炭、棕榈炭，益以西洋参益气滋阴，以山慈菇化结。该患者及家属有长久治疗的信心。反复不间断用药。本案辨证使方准确，用药精当，随证加减，证药相合，终使恶疾消散，病告痊愈。

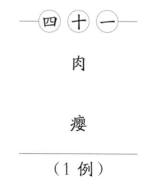

肉

瘿

（1 例）

病案

李某，女，32 岁，湖南株洲市人。

初诊 左侧甲状腺肿伴吞咽梗阻约 4 个月。体查：左甲状腺肿如鸡卵大，压痛。患者平素心情长期抑郁，心悸，乏力，面色㿠白，失眠，月经量少，有黑块。苔白稍腻，舌下有瘀点斑块，脉弦滑细。在某医院诊断为"甲状腺瘤"，建议手术治疗，患者惧怕手术而拒绝，要求中药治疗。中医诊断：肉瘿。中医辨证：气血亏虚，热结血瘀证。治法：益气补血，祛瘀散结。

方药 六神丸（牛黄、雄黄、蟾酥、冰片、珍珠粉、麝香）。有清热解毒，消炎止痛之功效。海藻消坚汤（桂枝 5 g，赤芍 10 g，牡丹皮 10 g，水蛭 5 g，夏枯草 2 g，海藻 10 g）。补血汤（炙黄芪 30 g，当归 30 g，川芎 9 g，白芍 30 g，白术 30 g，茯苓 30 g，熟地黄 16 g，胶珠（烊化兑服）9 g，远志 3 g，人参（另煎兑服）15 g，官桂（后下）9 g，附子（先煎）3 g，甘草 3 g）。水煎服，用煎好的中药汁送服六神丸，每次 10 粒，每日 3 次，连服 2 个月。

二诊 治疗 2 个月后，肿瘤完全消失，无任何其他症状残留，工作精力充沛，苔薄白，舌下瘀点瘀斑消失，脉缓有力。

按 《医林改错》："无论何处，皆有气血……气无形不能结块，结块者，必有形之血也。血受寒，则凝结成块，血受热，则煎熬成块。"本案患者长期精神抑郁致使气滞血瘀血虚，瘀而结块内生郁热，治法以补血活血散瘀结为主，兼以清热解毒，用六神丸清热解毒，海藻消坚汤祛瘀软坚散结，补血汤益气补血，3方组合具有养血活血、化结消块之功。但要注意，六神丸不宜服用的几种情况：①孕妇不宜；②婴儿不宜；③不宜与地高辛合用；④不宜与消化酶合用；⑤不宜与华素片、阿托品联用。

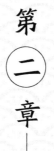

第二章——外科病证

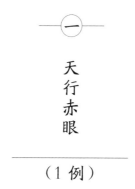

一

天行赤眼

（1 例）

病案

肖某，女，35 岁，湖南攸县人。

初诊 双目肿痛伴羞明流泪 3 日。诊见双目红赤，大便秘，小便赤，舌苔黄，脉浮数。中医诊断：天行赤眼。中医辨证：时气邪毒，肝肺积热上犯于目。治法：清热解毒，活血散瘀。

方药 清胃凉膈饮（自拟方）。防风 12 g，连翘 9 g，牛蒡子 9 g，生大黄 12 g，羌活 9 g，赤芍 9 g，焦栀子 9 g，夏枯草 9 g，白菊花 9 g，蝉蜕 3 g，归尾 3 g，甘草 3 g。4 剂，水煎服。

外洗眼药方。桑叶 3 g，菊花 6 g，防风 9 g，蝉蜕 3 g，薄叶 3 g，红花 3 g，胆矾 0.9 g，青皮 3 g，路边荆 9 g。水煎，先用刚煎的热药水蒸汽熏眼，待药汁凉后过滤洗双眼（用口径比眼眶大一点的消毒后的玻璃杯，装过滤后中药汁大半杯，将装上述中药液的玻璃杯套住外眼眶，仰面让眼球顺时针和逆时针各转动 20 余次，每次外洗一侧眼 4～5 分钟），每日 2 次。

效果：内服外用 2 剂减轻，4 剂痊愈。

按 本案是主编父亲赵辉煌所存手稿记录。天行赤眼又称天行赤热、暴发火眼，发病急剧，常常累及双眼，具有很强的传染性，相当于流行性出血性结膜炎、急性卡他性结膜炎。本案一派肝肺大肠火热之候。时气邪毒，肝肺大肠积热上交攻于目。治以清肝肺大肠之邪热兼活血凉血，自拟清胃凉膈饮治之，并用外洗中药局部熏洗眼睛。用药 4 日，患者症状消除而痊愈。

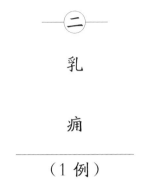

二

乳

痈

（1 例）

病案

谢某，女，21 岁，湖南祁阳县人。

初诊 左乳溃烂 4 日，伴寒战头痛 1 日。患者诉 4 日前乳痈溃烂流脓，创口不收敛，近 1 日突发寒战，继而发热、头痛、浑身酸楚，无汗，咳嗽无痰，唇红，口不渴。月经正常。舌质薄黄，舌黄腻，脉细数。体温 40 ℃，肺部体格检查未现明显病理特征。中医诊断：乳痈并肺痈。中医辨证：热毒外邪蒸灼肺及乳房，以致热蕴血瘀成痈。治法：清热解毒，化瘀排脓。

方药 银翘散加减。淡豆豉 6 g，丝瓜络 10 g，党参 20 g，扁豆 10 g，栀子 12 g，桑叶 15 g，前胡 10 g，荆芥 6 g，牛蒡子 15 g，桔梗 20 g，杏仁 15 g，浙贝母 15 g，蒲公英 20 g，金银花 15 g，连翘 15 g，甘草 6 g。4 剂，水煎服。

二诊 患者诉午后体温复升，壮热有汗不解，咳嗽痰多，唇红，口渴不多饮，乳痈有脓液，表邪汗解，肺热尤甚，检查左肺下叶可闻及捻发音，透视左下肺有片状浸润阴影。舌苔黄腻，脉数有力。

方药 清金化痰汤加减。黄芩 15 g，栀子 12 g，桑叶 15 g，连翘 20 g，金银花 30 g，瓜蒌皮 10 g，杏仁 10 g，竹茹 15 g，浙贝母 20 g，枇杷叶 15 g。7 剂，水煎服。外用黄连膏，敷后汗出，而热度渐降，清晨热退，继予清肺泄热，化乳痈后获痊愈。

按 本案患者乳痈已溃并肺痈，复感时邪热毒，邪尚在卫，当以辛凉解表，宣肺化毒之剂，予以银翘散清热解毒。服药后，表邪稍改善，但热盛痰多，治以清肺化痰，当以清金化痰汤加减治疗。随后热退，续服乃安。乳痈的溃后应注意托法和消法，但此患者溃后复感时毒，一派热象，治疗上则以清热消积为主。但不能一见乳痈就妄投寒凉之剂，应辨证分析。二诊发现患者渐成肺痈之势。沈金鳌言："肺痈……勿论已未成（指脓），总当清热痰，使无壅留，自然易愈。"故本病，一旦确诊，应及早治疗，以截断疾病发展不致成痈。故予以清热、排脓的治疗，本案因辨证准确，方药对证故获良效。

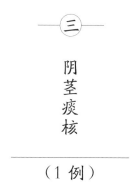

三

阴茎痰核

（1例）

病案

许某，男，47岁，湖南攸县人。

初诊 阴茎有核伴疼痛乏力1年余。自1953年7月发现阴茎有硬结，每逢起阳（勃起）阴茎核疼痛，冬季尤甚，全身乏力。平时感阴茎、阴囊下坠，劳累时加重，最严重时要手托着才行，并出现无法进行性生活。阴茎核渐渐增大，由黄豆大增至杏核大，疼痛时轻时重，言语气短。体查：阴茎中部左侧可具约2 cm硬核，压痛明显。面色萎黄，消瘦，舌苔白腻，脉左寸尺弱，关弦而结，右寸虚，关弱无力，尺弱结。在某医院检查，发现血尿，其他检查未见异常。诊断为"阴茎海绵体硬结"。中医诊断：阴茎痰核。中医辨证：肝肾亏虚，津液凝滞，痰瘀阻络。治法：化痰活络，发质解凝。

方药 化橘红30 g，法半夏24 g，橘络18 g。上3味药装入盛烧酒500 mL（50 ℃～60 ℃）瓶中密闭浸泡7日，每日振摇数次，7日后用棉花过滤加蒸馏水453 mL放砂锅内煮沸数分钟。待冷却后加入碘化钾5 g装入瓶内溶化，用力振摇勿使沉淀。每日早、晚饭后各服1次，每次2 mL加白开水3 mL，服后可多喝开水。连服1周后，需停服2日。以后每日早、中、晚各服1次，服完第1瓶后，再配第2瓶，直至症状全部消除。

二诊 服完第 1 瓶后，即感核小而软，服第 2 瓶至一半已痊愈。阴茎不痛不坠，阳痿已愈，现正常上班工作而无累感，精神很好。

按 根据同行先贤老辈治疗此类病例的经验而遇治该类病案 1 例，效果确实明显，故记录在案以利同行借鉴应用。患者生殖器所生痰核，中、西医文献上很少记录。用化橘红、法半夏、橘络 3 种中药化痰活络，加西药碘化钾以化痰核解凝，故服后见效明显。痰为阴邪，必由元气亏乏和/或阴盛阳衰而起，以致津液凝滞成为痰核肿块，且痰随气运经络行走，遍及全身；男性阴茎上生痰核多是元气不足，肝肾亏虚，津血失其温煦而凝结所致，用橘红、法半夏、橘络化痰通络，加烧酒行血活血，西药碘化钾加强化痰之力，直捣痰核经络巢穴，药中病机，故显奇效。

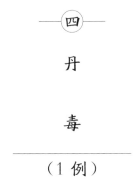

—四—

丹

毒

———————
（1 例）

病案

———————

周某，女，36 岁，湖南长沙县人。

初诊 小腿肿胀伴紫黑色硬块 5 年余。患者 5 年前出现右小腿肿胀，后逐渐伴有硬块。硬块颜色为紫黑色居多，有部分为红色湿疹，伴有出水、皮肤瘙痒肿痛，经当地医院治疗后症状无缓解，现来就诊。体查：患者下肢肿胀，有 4 片硬块，呈紫黑色，部分为红色湿疹，伴有出水，硬块最大约 8 cm 大小，皮肤瘙痒，无发热畏寒，右下肢活动不受限。体温 37.5 ℃。舌淡紫，苔黄腻，脉滑数。中医诊断：丹毒（下肢丹毒）。中医辨证：湿热痰瘀毒蕴证。治法：清热利湿，化痰解毒，活血消肿。

方药 银翘丸加减。金银花 30 g，连翘 15 g，薄荷 15 g，荆芥 10 g，桔梗 10 g，牛蒡子（炒）10 g，淡竹叶 10 g，车前子（包煎）10 g，丹参 15 g，茯苓 15 g，陈皮 10 g，紫花地丁 10 g，甘草 6 g，鱼腥草 10 g，土茯苓 10 g。14 剂，水煎服。

二诊 诸症稍有缓解，仍有下肢肿大，硬块稍有减少，最大约为 7 cm，颜色较前变淡，仍感瘙痒肿痛，较前稍有缓解，舌红苔黄腻，方已对证，继续前方治疗并加阳和二陈丸加减。

方药　化橘红 30 g，白芥子（包煎）30 g，肉桂（后下）15 g，陈皮 15 g，麻黄 6 g，姜制半夏 10 g，蜜炙甘草 6 g，茯苓 10 g，生姜 10 g。以上药剂制丸，每次 1 丸，每日 3 次，温水送服。外用金素膏［雄黄、明矾、枯矾各等分。研为细末，用凡士林油膏适量调匀成膏。用时将油膏置于纱布上贴患处每日换药 1 次。功能祛瘀解毒、活血消肿。主治急性淋巴结炎（未溃期），慢性淋巴结炎］。

三诊　瘙痒红肿缓解，硬块脱落，皮肤未见明显出水。气虚少食，体重减轻。舌红苔黄，脉数。继续阳和二陈丸送服，并加人参养荣丸送服。

方药　人参 10 g，肉桂（后下）6 g，全当归 20 g，白茯苓 20 g，陈皮 20 g，白术 10 g，熟地黄 20 g，五味子 15 g，远志肉 15 g，甘草 15 g，黄芪 10 g。制丸温水送服，口服 1 个月，每次 1 丸，每日 3 次。忌油腻辛辣刺激之品。外用金素膏。

约 2 个月痊愈，至今约 1 年未发。

按　经云："丹毒之病，由心实热也。心生血，主于脉，血热肌浮，阴滞于阳，即发丹毒。"本案因血分有热，肌肤破损处有湿热火毒之邪乘隙侵入，郁阻肌肤而发。丹毒发于下肢者，多夹湿热。一诊治疗时以银翘丸辛凉透表，清热利湿，化痰解毒为主。二诊症状稍缓解，湿热症象仍重，予以阳和二陈丸除湿热，外涂金素膏祛瘀解毒，活血消肿。三诊症状缓解，以养荣丸温补气血，宁心安神，改善患者虚弱消瘦，病后体虚症状。患者 2 个月痊愈，未再复发。

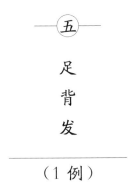

——五——

足背发

———————

（1例）

病案

于某，男，21岁，湖南衡东县人。

初诊 右足发热胀痛1个月余。右足发热胀痛且足底尤甚，且伴有麻木，走路不方便，虽经多方医治，但是无效果，遂来就诊。体查：右足背红肿弥漫，灼热疼痛麻木，伴全身低热。舌红，苔黄腻，脉弦数。中医诊断：足背发。中医辨证：湿热毒蕴证。治法：清热利湿解毒。

方药 自拟银己解湿汤加减。金银花30 g，防己30 g，薏苡仁15 g，滑石15 g，紫花地丁15 g，茯苓12 g，车前子（包煎）12 g，牛膝9 g，栀子6 g，甘草6 g。7剂，水煎服。外贴金素膏（见丹毒医案）。

二诊 疼痛稍好转，仍不能解决足底灼热。嘱其继续服当前中药5剂，水煎服。外贴金黄膏（天花粉、姜黄、白芷、苍术、南星、甘草、大黄、黄柏、厚朴等药物，制成膏剂外用。有清热解毒、行气止痛的作用，常用治疗疖肿）。

三诊 贴金黄膏后足底烧热退，但仍有麻木疼痛。舌红，苔薄黄，脉弦。

方药　自拟银己解湿汤加减。金银花 30 g，防己 30 g，乳香 15 g，没药 10 g，薏苡仁 15 g，紫花地丁 15 g，滑石 15 g，茯苓 12 g，车前子（包煎）12 g，牛膝 9 g，甘草 6 g。7 剂，水煎服。

患者诉服药后疼痛大为减轻，足趾无麻木，走路正常。共治疗 19 日痊愈。

按　本案患者为典型的足背发，湿热毒蕴证。《疡医大全》："脚发背生于脚背筋骨之间，乃足三阴三阳之所司也，皆缘湿热相搏，血滞于至阴之交而成。"予以自拟银己解湿汤加减清热利湿解毒。其中重用金银花疏散风热，清热解毒；防己清热除湿、止痛消肿。一诊予以金素膏祛瘀解毒，活血消肿，疼痛缓解但仍烧热。二诊时改用金黄膏外敷清热解毒，消肿散结止痛，金黄膏重用天花粉、大黄、黄柏等药以助清热，后足背烧痛缓解。三诊时患者仍有麻木疼痛，加乳香、没药活血化瘀，通经止痛，治疗后患者疼痛逐渐减轻消失，行动如常。

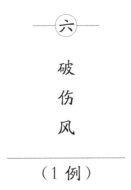

—六—

破
伤
风

————
（1 例）

病案

杨某，男，28 岁，湖南衡东县人。

初诊 因合牙不利半个月，伴全身抽搐 3 日。半个月前足背不慎误伤，渐觉牙微紧咬合不利，因无其他不适，未予以治疗。3 日前忽然出现全身抽搐，身体强直，角弓反张，微热，便燥。伴颜面暗黄，唇白少神，舌暗淡，苔淡白而润，六脉沉濡。中医诊断：破伤风。中医辨证：风毒之邪伤肝，肝血不调，筋脉失养。治法：滋阴养血，熄风止痉。

方药 四物汤合大定风珠加减。熟地黄 16 g，山茱萸 16 g，茯苓 10 g，肉苁蓉 6 g，当归 12 g，生白芍 16 g，生牡蛎（先煎）12 g，生地黄 18 g，火麻仁 6 g，生龟甲（先煎）12 g，山药 10 g，泽泻 6 g，牡丹皮 6 g，鹿角胶（烊化）3 g，羚羊角（研末兑服，羚羊现已列入濒危物种红色名录，属国家一级保护动物，严禁狩猎和使用）9 g，僵蚕 10 g。2 剂，水煎服。

二诊 患者服药 2 剂后抽搐不再发作，热解，身体仍强直，重病微效，无须更改治疗方药，拟原方加减。

方药 熟地黄 16 g，枣皮 16 g，茯苓 10 g，火麻仁 6 g，山药 10 g，泽

泻6 g，牡丹皮6 g，鹿角胶（烊化兑服）3 g，巴戟天6 g，淫羊藿6 g，肉苁蓉6 g，蜂蜜（兑服）10 mL。3剂，水煎服。

三诊 患者服药3剂后诸症悉解，培补肝肾，缓进下方。

方药 熟地黄16 g，枣皮12 g，茯苓10 g，枸杞子10 g，何首乌10 g，麦芽10 g，山药10 g，五味子9 g。10剂，水煎服。

按 外伤皮肉破伤，风毒之邪乘虚侵入发痉者，称为破伤风。《诸病源候论》："金疮得风。"本案患者足背受外伤后，营卫空虚，风毒之邪入里传肝，肝血不调，不能滋养筋脉而失常出现全身抽搐，身体强直，角弓反张。《金匮要略方论本义·痉病总论》："脉者人之正气，正血所行之道路，杂错乎邪风……脉行之阻塞，而拘急蹉挛之证。"而患者被风邪入侵真阴，元气势必难以与其对持，宜暂缓下重浊之药，补其肾命，使正气恢复则邪气无容身之地。故用四物大补其肝血，大定风珠滋阴熄风，药中病机，诸症悉解。需特别注意无论何种外伤，都要彻底清洗创口，并注射破伤风毒素或破伤风免疫球蛋白（两药均需做皮试）。

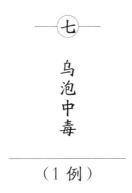

乌泡中毒

（1例）

病案

刘某，女，16岁，湖南衡东县人。

初诊 误服乌泡（别名：倒生根、黄水泡。味苦，性凉。归脾、肝经。功效：清热利湿，止血接骨）后呕血1周。春耕游山中误食山上之乌泡，遍身发现紫黑圆形细点，稀疏不密，继而鼻及口出血，呕血100～120 mL，神色憔悴。舌红苔白，脉数无力。中医诊断：乌泡中毒。中医辨证：毒侵中焦，犯伤血脉。治法：温经止血，和中解毒。

方药 大黄炭18 g。1剂，水煎服，后继以麦角1支肌内注射。

二诊 呕血衄血减少，脉搏不乱，转危为安。

方药 大黄炭12 g，甘草15 g，三七粉（冲服）3 g，百草霜（包煎）12 g，白术12 g，熟地炭9 g，花蕊石（打碎先煎）9 g，棕榈炭9 g。1剂，水煎冷服。

三诊 呕血已停，脉细无力。

方药　甘草 12 g，大黄炭 6 g，三七粉（冲服）2 g，百草霜（包煎）9 g，生地炭 9 g，党参 20 g，白芍 12 g。2 剂，水煎冷服。

按　中毒之病，初期多为实证，吐泻之后耗气伤津，邪毒内陷。古代多用排毒药物。《金匮要略·禽兽鱼虫禁忌并治》："凡煮药饮汁，以解毒者，虽云救急，不可热饮，诸毒病得热更甚，宜冷饮之。"本案之是食用野生之乌泡中毒的呕血。"阳络伤则血外溢，血外溢则衄血。"乌泡性寒凉味苦易伤脾胃之阳络，故首先大黄炭速用水煎服止血，并肌内注射麦角加强止血，后用温经止血之熟地炭、花蕊石、百草霜、三七固涩止血兼祛瘀，而达到止血而不留瘀的目的，用药精当，故病愈而安。本案为中医药治疗相关出血性急症积累了一点可借鉴的经验。

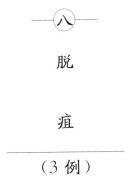

脱

疽

——————

（3 例）

病案 1

韩某，男，45 岁，湖南衡东县人。

初诊 左足肿痛，跛行 1 年。患者长年居于阴冷潮湿之地，1 年前开始出现左足间歇性疼痛，时有麻木感，延至同年季秋月，夜间疼痛剧烈难忍，左足皮色发黑，继则左足肿胀，行走跛甚，服用回妙勇安汤 10 余剂效果不显，各处求医未果，病势仍在发展，特来求诊。现见：左足色黑。且肿胀，疼痛剧烈，夜间为甚，厥冷如冰，左足跗阳脉不能触及。既往抽烟史 20 年，每日 1 包，时常饮酒。舌苔白滑，脉象沉迟。中医诊断：脱疽。中医辨证：阳虚血寒，脉络痹阻。治法：温阳散寒，活血通络。

方药 真武汤加味。茯苓 15 g，白芍 15 g，白术 12 g，生姜 15 g，附子（先煎）10 g，黄芪 30 g，干姜 20 g，党参 20 g，甘草 20 g。40 剂，水煎服。

当夜患足疼痛明显减轻。继服至 10 剂，肿胀全消，疼痛亦止，其足渐温。服 30 剂后，全足黑皮脱落，跗阳脉可触及。共服 40 剂，全足皮色复常，已正常工作。

按 《灵枢·痈疽》："发于足趾，名脱疽，其状赤黑、死，不治；不赤黑、不死，治之。不衰，急斩之，不则死矣。"本案患者因长期吸烟饮酒致脾肾阳虚，复感受寒湿之邪未及时治疗，故出现患足厥冷。故予以清热解毒、活血行气之剂治之无效，反损伤阳气，湿寒之邪加重，致患足肿胀，剧烈疼痛，厥冷如冰。追其本为脾肾阳虚，寒湿之邪阻滞，不能温养四肢所致，予以真武汤温阳利水，辅以黄芪、干姜增其益气温阳利水之效，党参健脾补益中气，甘草调和诸药。振其阳气，则寒湿自去，足趾脉复而脱疽慢愈。

病案 2

胡某，男，53 岁，湖南衡阳县人。

初诊 左足疼痛，皮肤发黑溃烂 10 个月。10 个月前因下肢受寒冻，左足开始出现间歇性疼痛麻木，休息后可缓解，后疼痛愈剧，服止痛药亦无效，6 个月后，左足皮肤开始发黑，继而溃烂、流脓，痛彻筋骨，行走跛甚，后在某院诊为血栓闭塞性脉管炎，建议行手术治疗，患者拒绝手术遂来求诊。查：左脚发黑如煮炙红枣，小趾溃烂，流淡灰色毒水，痛如锥刺，入夜尤甚，不能入眠，肢冷如冰，余四趾已近干枯，不能自行移动，趺阳脉搏动消失，行走跛甚，兼有腰痛，面色青黑，轻微浮肿。脉沉迟无力。既往久患胃病，营养状态差，有长期吸烟史，每日半包。中医诊断：脱疽。中医辨证：脾肾阳虚，寒湿阻络。治法：温补脾肾，祛湿通络。

方药 炮附子（先煎）6 g，白术 30 g，白芍 30 g，薏苡仁 30 g，桂枝 12 g，苍术 15 g，砂仁（后下）5 g，党参 30 g，黄芪 30 g，鸡血藤 20 g，生姜 4 片。40 剂，水煎服。

服 5 剂后痛止，15 剂时，左足渐温，行走稍利，25 剂时，溃烂愈合，趺阳脉能触到，40 剂时，足部黑色逐渐消退，皮色渐复如常，行走无跛行。

按 本案患者因脾肾阳气不足，不能温养四肢，复受寒湿之邪，致气血凝滞，经络阻塞，故见患足疼痛，肢冷，跛行等症；脾虚生湿酿痰，痰湿重浊黏腻，最易损伤阳气，阻遏气机，致血运失其畅达，迁延不愈而成寒湿内郁，再加上久患胃病，营养情况欠佳，且长期吸烟，则发为皮肤发黑溃烂，甚则趺阳脉搏动消失，已显危急之象。虽日久患趾溃烂，仍表现为阴证，以标本兼治为要，经用真武汤壮阳剂，证候方剂相合，故获良效。治疗的同时也要注意调护，本病的发生与长期吸烟、环境、外伤等因素相关，应嘱咐患者戒烟，注意保暖，避免外伤或感染。

病案 3

胡某，男，38 岁，湖南衡东县人。

初诊 左足大趾尖部发黑疼痛 11 个月。初起于 11 个月前，左足大趾尖下部发痒脱皮，渐渐干黑，黑晕增大痛胀日甚，按揉患部坏死软组织及趾骨微流稀薄脓水，夜间痛甚，不能安睡，痛苦不堪，医以水银疗法治疗约 10 个月之久，未见疗效。今求诊，现症同前，身体瘦弱，舌苔薄白，舌下有瘀斑，脉左细弱右沉。既往有梅毒病史。中医诊断：坏疽。中医辨证：气虚血瘀，足趾肉骨失养。治法：初以止痛之方，次服碘化钾，继而硝酸银腐蚀，再用手术割去其坏疽末侧，促使溃疡创面迅速就愈。

方药 碘化钾 0.3 g，金鸡纳霜 0.45 g，碳酸氢钠 1.5 g，糖浆 40 mL。开水冲服，每日 3 次，连服 2 日，饭前服。

复以原方加服 2 日，外用兜安氏止痛药水（凡角力者或别种运动用力者之肌肉与节骨因用气力过甚以致僵硬，更有足跛、火伤、烫伤、扭伤、打伤、割伤以致诸般身痛、神经痛、喉痛、耳痛等咸宜用此药水也）。涂擦溃疡周围，溃疡部涂硝酸银腐蚀。

二诊 初服疼痛消失，继而服用，痛症又反复，但较前轻，患部开始觉冷，转而为热灼，脉弦强。

方药　土茯苓 60 g，连翘 15 g，金银花 30 g。5 剂，水煎服。

三诊　服完上方感腹部胀痛，汗出。

方药　附片（先煎）3 g，吴茱萸 6 g。1 剂，水煎服。

四诊　腹胀消除，将溃疡部腐肉用手术割去以后，用药粉撒患处。

方药　滑石（包煎）9 g，冰片 9 g，海碘仿 0.3 g（生化技术中防腐消毒，药用）。研极细末和为乳状撒患处。

五诊　经用前方 4～5 日，患部又觉疼痛，腹胀，口渴，大便秘结。

方药　生大黄（后下）6 g，黄芩 9 g，延胡索 6 g，五灵脂（包煎）9 g，檀香（后下）6 g。2 剂，水煎服。

六诊　内外并用，腹胀不适就愈，溃疡处外敷药将用完时，患处周围生长良性肉芽组织，皮肤亦显现新生，中部黑蒂连筋骨以脱。

方药　滑石（包煎）6 g，锌氧粉 1.2 g。乳化和匀撒布于患处以凡士林纱布盖之。

七诊　未生皮部如前，撒盖药粉 10 余日，新皮迅速增长，创面已好大半，亦无疼痛。

方药　滑石（包煎）9 g，锌氧粉 1.8 g。乳化和匀撒布于患处，收效明显，连续用之，不到 10 日即愈，行动、劳作亦如常人。

按 坏疽分为 4 种，一为直接组织损害，二为脉管血行阻滞，三为兼发血液生化之疾患，四为神经功能障碍而得此患。本案系第 2 种：脉管疾患，因梅毒而引起，闭塞性动脉内脉管炎而生血栓之坏疽。故于初用两方皆是排逐梅毒之良药，使血管不致再发生动脉内脉管炎形成血栓障碍，损害良好血管变为无营养的坏疽，反转病变而为良好的组织，不仅使已坏的组织与之早日形成分离界线，其他组织亦以形成良好现象，当下自有即告安之功。如病者前次坏疽，医者不知扫除全身梅毒，只求局部治疗，最终不免再发。曾见本病初由趾末小疽，治疗不当，不加速治全身之疗法，因此坏致胫膝，而变为残废，又因此丧失生命者有之。假如知其全身之病原，迅将毒物扫除，自然不会有再发之虞，三方藉温热已达治疗效果，五方复用寒利以导之的办法，得依于对病者性质现症而处方，使梅毒亦因逐出无余矣，外加以敷药达扫毒防腐止痛固津之功，所以患部得以痊愈。

第三章——妇科病证

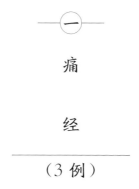

一

痛

经

（3 例）

病案 1

王某，女，21 岁，湖南衡东县人。

初诊 经来下腹痛，过期不来，有时经血从肛门出，或夹赤白带下半年余。半年来月经如是。诉体温有时偏低。形体消瘦，头晕目眩，精神极度萎靡，食欲不振，呻吟烦闷。苔白腻，脉沉细。中医诊断：痛经。中医辨证：脾胃气虚，寒湿内阻，冲任失调。治法：益气养血，健脾化湿，调经止痛。

方药 党参 24 g，黄芪 15 g，白术 12 g，肉桂（后下）3 g，山药 18 g，芡实 15 g，木蝴蝶 9 g，香附 9 g。10 剂，水煎服。嘱下次月经来前 10 日服药。

二诊 连服上方 10 剂后，下腹痛停止，经血乃从前阴出，精神恢复，食欲如常。舌苔薄白，脉沉软。续服初诊方药 6 剂，巩固疗效。已告完全治愈。

按 《格致余论·经血或紫或黑论》："将行而痛者，气之滞也；来后作痛者，气血俱虚也。参、芪、白术能补中州之气，中气足，则统摄有权，导血归经，不致前后错乱。"陈修园《妇科要旨调经篇》："大抵气行血行，气止血止，故治血病以行气为先，香附之类是也，热则流通，寒则凝滞，故治血病以热药为佐，肉桂之类是也。"本案为脾胃气虚，不固经血，冲任失调，经水前后错乱，因而作痛。今药证合拍，脾气固，经血归，寒湿化，冲任和，故获良效。

病案 2

文某，女，24岁，湖南株洲市人。

初诊 发热恶寒，月经突停而腹痛4日。病者于上次月经期时，发热恶寒，经水突止4日，少腹痛而拒按，口渴不苦。舌苔薄白，舌下有瘀点数处，诊脉细而弱，脉弦数。中医诊断：痛经。中医辨证：邪入血室，寒凝血脉。治法：祛邪散寒，活血祛瘀。

方药 柴胡9g，黄芩9g，牡丹皮9g，丹参12g，防风12g，天花粉12g，法半夏6g，西党参15g，甘草3g，桃仁6g，桂枝6g，生姜汁（兑服）5 mL。1剂，水煎服。

二诊 发热恶寒及少腹痛略减，脉搏如前。

方药 柴胡9g，牡丹皮9g，厚朴9g，当归尾9g，川芎9g，白芍9g，熟地黄9g，法半夏6g，红花6g，桃仁6g，生地黄9g，生姜汁（兑服）3 mL。2剂，水煎服。

三诊 服用前方寒热已除，右乳下肋骨尽处疼痛拒按。

方药 乌药9g，香附9g，厚朴9g，法半夏9g，白芍9g，白芥子（包煎）9g，青皮9g，川芎6g，柴胡6g，甘草3g，黄芩9g，广木香

6 g，沉香 2 g。2 剂，水煎服。

四诊　腹痛和肋骨处疼痛已减，脉微弦。

方药　沙参 9 g，白芍 9 g，枸杞子 9 g，厚朴 3 g，柴胡 3 g，青皮 4 g，甘草 4 g，柏子仁 6 g，沉香 2 g。4 剂，水煎服。

五诊　食欲初开，经水复潮，右少腹疼痛，身体酸痛，口苦而渴，目起干眵，小便灼痛，大便排难。舌下瘀点消失，脉微弦。

方药　白芍 15 g，厚朴 9 g，乌药 9 g，延胡索 9 g，黄芩 9 g，牡丹皮 9 g，香附 4 g，京三棱 6 g，郁金 3 g，当归尾 3 g，甘草 3 g，广木香 3 g，鲜生地黄汁（兑服）10 mL。水煎服，服 3 剂而安。

按　妇女经水来潮，原自一定期间，脱落子宫内膜，排泄瘀血等物，方告正常。或被淫邪感染所伤，或因内体情志抑郁，均能剥伤气血，以致经水不能如期而来排泄瘀血等物，因之反蓄体内，抑己病生，必服其他药物方可奏效矣。本案因寒凝血脉，致经水未下，少腹疼痛，祛瘀与散寒并行，经水复潮方痊愈。如单纯考虑外感寒邪，一味祛寒，不考虑寒凝血瘀，疼痛短时间很难缓解。这说明深入全面分析病机是辨证论治的关键所在。

病案 3

宋某，女，37 岁，湖南长沙县人。

初诊　经来腹痛 4 余年。诉每次月经来潮时下腹部胀痛，乳房刺痛，痛处拒按，伴经色黑有块，月经期易怒，烦躁多梦，食欲稍差，症状持续 4 余载。现症同前，苔薄白，舌下有瘀斑，脉弦细。中医诊断：痛经。中医辨证：肝郁血瘀，气血受阻，不通则痛。治法：疏肝理气，活血化瘀止痛。

方药　紫石英（打碎先煎）15 g，益母草 12 g，当归 15 g，白术 15 g，川芎 6 g，丹参 10 g，赤芍 10 g，五灵脂 7 g，牛膝 12 g，香附 5 g，延胡索 10 g，柴胡 5 g，山茱萸 12 g，甘草 6 g。7 剂，水煎服，予经前 7 日服用。

二诊　此时月经来临，下腹部及乳房疼痛明显减轻，经色黑有块减少，情绪改善不明显，一般情况尚可。舌质淡，脉细软。待月经干净后再服下方。

方药　生地黄 15 g，熟地黄 20 g，山茱萸 10 g，紫石英（打碎先煎）15 g，丹参 10 g，山药 15 g，黄芪 15 g，芡实 15 g，白术 15 g。10 剂，水煎服。

三诊　月经期腹痛基本消除，偶有刺痛不适。舌苔薄白，脉弦细。

方药　白术 15 g，芡实 15 g，黄芪 15 g，紫石英 15 g，丹参 15 g，山药 15 g，山茱萸 10 g，砂仁 10 g，佛手 15 g，益母草 10 g，熟地黄 20 g。10 剂，水煎服。

按　《丹溪心法》："临行时腰腹疼痛，乃是郁滞，有瘀血。"情志不舒，肝郁气滞，血行不畅，冲任经脉受阻，胞中经血壅滞，经期不通则痛。使用延胡索、五灵脂行气活血，柴胡、赤芍疏肝理气，紫石英温肾暖宫，使肝气舒顺，气血运行通畅。经血下泄必耗气耗血，后加用益气健脾生血之白术、黄芪、熟地黄、当归、山茱萸，使血海满盈，故收效甚佳。注意：哺乳期、孕妇禁用上方。

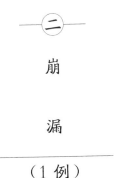

二

崩

漏

（1例）

病案

吴某，女，27岁，湖南长沙市人。

初诊 阴道下血夹有血块6日。患者产后6日，阴道下血如泉涌，夹有暗紫血块，周身黄色如蜡，怔忡善恐，恶闻人声，身热，汗出不已，腹痛。脉浮洪。前医予八珍汤、归脾汤，症状无明显改善，后改为十灰散合胶艾四物汤仍不见好转。今求诊见：上述症状欲加重，精神不振，面黄。舌质淡白，脉浮洪。中医诊断：崩漏。中医辨证：血虚血瘀，心虚胆怯。治法：补血活血，镇心安神固涩。

方药 当归12 g，白术16 g，茯苓12 g，黄芪30 g，百草霜（包煎）15 g，三七粉（冲服）3 g，朱砂（冲服）0.1 g，琥珀（冲服）3 g，赤石脂（先煎）9 g，牡丹皮9 g，禹余粮15 g，海螵蛸15 g。7剂，水煎服。服药后诸症皆消。

按 本案患者因产后失血甚多，气血亏损，阴血亏耗，血虚则心失所养，而致心悸不安，善恐易惊；汗为心之液，产后体虚，气虚不摄纳，故自汗；脾虚不统血，肌肤失润养，则周身黄色如蜡。方中当归、白术、茯苓、黄芪补血养血，健脾益气；百草霜、三七、乌贼骨、赤石脂、禹余粮止血收敛固涩；朱砂、琥珀清心安神。全方以健脾益气，止血固涩，兼顾清心安神，对证下药，故速达良效。

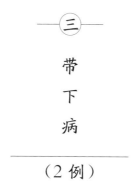

三

带

下

病

（2 例）

病案 1

陈某，女，40 岁，湖南衡阳县人。

初诊 反复白带淋漓不净，伴小腹胀痛拒按半个月。半个月前因外出受凉后出现白带淋漓不净，小便黄，有灼热感，伴小腹疼痛拒按，面色苍白，头晕目眩，月经先期，量多色暗紫，口干口苦，不思饮食，大便不通。体温 38.0 ℃，苔黄白而粗糙，脉弦数。中医诊断：带下病。中医辨证：外感风邪，湿热下注，结于下焦。治法：祛风化湿，通腑泄热。

方药 柴胡 6 g，法半夏 6 g，枳实 6 g，黄芩 9 g，厚朴 9 g，火麻仁 9 g，芍药 12 g，栀子 9 g，大黄 6 g，芒硝（溶入汤液中服用）6 g，大枣 6 枚，生姜 6 g。4 剂，水煎温服。

二诊 服上方 4 剂，腹痛缓解，微渴心烦，小便热痛，大便秘结，白带淋漓，易疲倦，体温正常，脉弦而微数，宜清热通便，益气调血。

方药 牡丹皮 9 g，延胡索 12 g，海蛤壳 10 g，赤芍 12 g，丹参 10 g，当归 12 g，决明子 12 g，栀子 9 g，大黄（后下）10 g，芒硝（溶入汤液中服用）10 g，川芎 9 g，没药 6 g，薏苡仁 6 g。4 剂，水煎温服。

三诊 服 4 剂大便通畅，食纳可，精神好转，脉象较前有力，治法宜滋阴润燥，行气养血。

方药 玄参 12 g，生地黄 12 g，北沙参 12 g，玉竹 6 g，川芎 9 g，当归 15 g，酸枣仁 12 g，厚朴 6 g，芍药 12 g，瓜蒌子 6 g。7 剂，水煎温服。

按 带下病其病因主要为湿邪，常见证型为脾阳虚、肾阳虚、阴虚夹湿、湿热下注、湿毒蕴结。《女科证治约旨》："若外感六邪、内伤七情……致带脉纵弛，不能约束诸脉经，于是阴中有物，淋漓下降……即所谓带下也。"患者感受外邪，故出现寒热往来。郁久化热，素体湿盛，湿邪趋下致湿热下注损伤任带二脉，故带下异常。湿热蕴结，瘀阻胞脉，则小腹疼痛拒按。湿热伤津，则小便黄热。其治疗以先去外邪，再活血清湿热，最后养血润燥生津除余热。药证相合则病自愈。

病案 2

朱某，女，32 岁，湖南衡东县人。

初诊 带下过多约 2 年，伴眩晕半个月。2 年前白带久流至今，前 2 日血与白带并下。现只有白带，上个月底头眩晕，觉头大如斗，呕吐，耳鸣，气促，眩晕初发时视物旋转，食欲减退，口苦，自觉口干，视之有津，舌质鲜红，苔少薄白，脉沉细稍乏力。中医诊断：带下过多并眩晕。中医辨证：气血亏虚，肾阴不足。治法：补气养血，滋阴填髓。

方药 当归 30 g，黄芪 15 g，何首乌 15 g，生地黄 24 g，西党参 24 g，川芎 9 g，巴戟天 9 g，枸杞子 9 g，菟丝子 12 g，肉苁蓉 12 g，阿胶（烊化兑服）15 g，升麻 3 g，肉桂（后下）3 g，白芷 6 g，炙甘草 3 g，天麻 9 g。4 剂，水煎服。

二诊 带下减少不明显，头晕已减，耳闷胀，食谷不化，嗳腐，其声如呃逆，小便灼热，舌苔同前，脉弱。

方药 西党参24 g，生地黄24 g，当归18 g，白术18 g，苍术12 g，何首乌12 g，枸杞子12 g，肉苁蓉15 g，肉桂（后下）3 g，五味子3 g，巴戟天9 g，升麻24 g，炙甘草3 g。10 剂，水煎服。

三诊 眩晕已减，视物不旋转，休息片刻即能工作，睡时觉头大如斗，白带较前减少，但经期延长2～3 日，大便紧闭，食欲不振，气促好转，皮肤瘙痒，间歇性脚乏力和小腿以下麻木，脉数有力。

方药 西党参24 g，白术15 g，茯苓15 g，炙甘草9 g，艾叶9 g，菊花9 g，桑寄生9 g，肉桂（后下）6 g，肉苁蓉12 g，巴戟天12 g，锁阳12 g，阿胶（烊化）18 g。10 剂，水煎服。服完10 剂后，白带正常，头晕头大、耳鸣明显减轻，脚乏力麻木之症改善，大便能解，脉有力。

按 本案属于带下过多和眩晕，其病变脏腑与冲任二脉、肝、脾、肾密切相关。脾为后天之本，气血生化之源，脾肾气虚，水湿不化下注冲任，损及任带二脉以致带下过多，气血亏虚，不能上荣于头目，故发眩晕；一诊方药重用当归，配伍阿胶、黄芪、党参补气生血；肾主髓，脑为髓海，肾阴不足，脑窍失养，肝肾同源，枸杞子、菟丝子、巴戟天等补益肝肾。二诊带下减少不显，头晕减，加入白术、苍术以加强健脾益气燥湿之功效，减去当归、阿胶等滋腻之品。有是证，用是药，今药中病机，故带下量归正常，头晕诸症亦减。

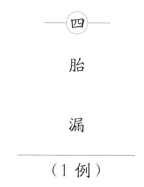

四

胎

漏

（1例）

病案

崔某，女，22岁，已婚，湖南衡东县人。

初诊 停经4个月后，反复"漏红"及小腹胀痛1个月。病者本年2月中旬受孕至6月中，近1个月来，经水微下，或数日而一现，现又徒增小腹胀痛，自疑为经闭。服草药破之，大下血水，腹加胀硬，纳食尤甚，时下血水，时而寒热自汗，腹中未觉胎动，大便难。邀余诊之，口不渴，舌淡红无苔，脉偏数。中医诊断：胎漏。中医辨证：气血亏虚，不养胎元。治法：补气养血，理血下胎。

方药 当归18g，川芎9g，熟地黄12g，白芍12g，防风6g，厚朴4g，黄芩5g，羌活3g，阿胶（烊化兑服）12g。2剂，水煎服。

二诊 服之下血水尤甚，腹胀而减。

方药 当归18g，川芎6g，川牛膝9g，菟丝子9g，杜仲12g，白芍12g，熟地黄12g，独活6g，甘草3g，艾叶3g。4剂，水煎服。

三诊 腹胀尤减，但血水仍下，腹痛晚间亦发。舌淡，苔薄白。

方药　熟地黄 24 g，阿胶（烊化）18 g，当归 18 g，川芎 9 g，白芍 9 g，艾叶 6 g，升麻 4 g，生姜 2 片。1 剂，水煎服。针补合谷、太冲，泻三阴交以下死胎，旋而小腹发痛如当生状，约半日死胎果下而安。

按　本案系主编之祖父赵和正的医案。妇女怀孕时胎盘附着于子宫壁，输送血液给养胎儿，一被外伤及其他原因吻合部位发生离裂，血液逐流入于子宫而现前阴出血。小裂尚能医治，大裂胎儿自必小产。本案初微下血数次乃系小裂，自觉非胎，不知求医，妄服草药破血，胎盘大裂而血亦已大下，胎儿断给血养，再无活之机会，加以肠管组织不健不能化排，肠内充满瘀血之气显呈腹胀，用补血活血发散行气之剂，因以排出，腹胀自除。但胞儿未下，施针 1 次，神经即起奋，使子宫收缩而死胎亦下矣。或闻近日西医用缩宫素以催生每获良效。而愚施针 1 次亦得如是之结果，可传众医施用此法而省浪费乎，予曰尔之意甚善，但于孕妇各有体质不同，系身体壮健和神经有感受性，当然施针有效。于系身体羸弱和神经无感受性，必用缩宫素而致功。若于一发专治，不按患者体质，虽曰灵方恐难免百不失一。祖国医学按证处方传千百世，医家当以活法而运用之。

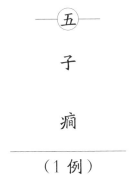

五

子

痫

（1例）

病案

彭某，女，32岁，湖南长沙县人。

初诊 妊娠8个月，突发手足搐搦不能言语，口角流涎1日。现症同前，伴气急，喉间有鸣响音，无神志障碍，无口眼㖞斜。舌苔白腻夹淡黄，脉弦细。既往平时咽喉有痰阻感。中医诊断：子痫。中医辨证：痰热上扰，肝风内动。

方药 天麻钩藤饮加减。天麻10g，茯苓15g，党参12g，砂仁（后下）6g，钩藤（后下）10g，石菖蒲10g，桑寄生12g，石决明（先煎）18g，鲜竹茹10g，生地黄12g，白芍15g，川贝母10g，甘草6g。3剂，水煎服。

二诊 服3剂中药后，手足搐搦基本停止，口角已不流涎，气息平缓，但喉中仍有痰鸣，咳吐流涎不爽。苔白腻，脉缓滑。

方药 天麻10g，川贝母12g，麦冬15g，钩藤（后下）10g，党参15g，茯苓15g，砂仁（后下）6g，续断10g，桑叶10g，甘草6g，生地黄15g，当归10g。5剂，水煎服。

服完药，喉间痰鸣消失，但仍有异物感，咯吐不尽不爽。余症全消，无腹痛，苔稍腻，脉滑，亦无流产先兆症状。嘱其忌油腻辛辣，避外邪，恶风寒，保养胎元为要。

按　本案患者素有痰热，痰热内扰阴精，孕后血聚冲任养胎，肝血更亏，筋脉拘急，以致四肢抽搐，语言不利，口角流涎，随肝风上逆所致，用天麻钩藤饮加清热化痰、滋阴健脾之品和保胎之品，使痰热除，肝风清，胎元保，而达治愈之目的。

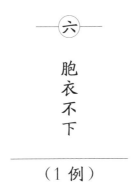

（1 例）

病案

何某，女，37 岁，湖南衡东县人。

初诊 产后胞衣不下，伴小腹疼痛，阴道流血，色暗有块约 1 小时。同时畏寒发热，食欲不振，口渴溲黄，大便不通，舌苔黄白，脉象紧数。中医诊断：胞衣不下。中医辨证：外感寒热之邪，瘀血内停于胞宫，冲任不畅。

方药 桃仁承气汤加减。人参（另煎兑服）6 g，桃仁 9 g，桂枝 9 g，大黄（泡服）12 g，芒硝（溶入汤液中服）9 g，花蕊石 9 g，草河车 9 g，甘草 3 g。3 剂，水煎服。

二诊 服 3 剂后，有形似鱼鳔肉败之物，从阴道流出，诸症渐愈。后以益气血调饮食，避寒热。

按 《诸病源候论》："有产儿下，若胞衣不落者，也谓之息胞。"胎儿娩出后，经过 30 分钟胎盘不能自然娩出者，称为胞衣不下。本案产后感寒热与血相搏，致胞衣不下，瘀血内积。方取桂枝之辛，草河车之凉以散外来寒热之邪，合芒硝、大黄、桃仁、花蕊石，直入下焦，破血结而又止血，犹恐产后正虚，难任攻下，故用人参以补之，正复则邪散，故获效也。产后以消瘀血为急务，如无心下痞鞭等确有之虚弱状态者，不可随意加入人参以资敌势，用者慎之。

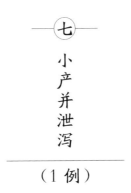

七

小产并泄泻

（1 例）

病案

康某，女，23 岁，湖南衡东县人。

初诊 怀孕 5 个月伴腹泻腹痛旬余。患者诉已怀孕 5 个月。现每日腹泻 5～6 次，持续旬余。因腹泻遂致胎儿不动，并少腹痛约半个月，产后下血过多，并全身流汗不止，如是经过 5～6 日，每日静脉注射 50％葡萄糖注射液 40 mL。现汗流如故，不纳食，小便每日夜 1 次，有灼热感。体温 36 ℃，舌苔白腻稍干，脉数力少。中医诊断：小产并泄泻。中医辨证：脾胃失和，津血亏损，血不养胎，胎元受损。治法：调和脾胃，滋阴补血。

方药 参苓白术散加减。人参 9 g，白术 12 g，鸡内金 9 g，扁豆 12 g，生地黄 15 g，白芍 12 g，桃仁 3 g，三七粉（冲服）3 g，当归 15 g，西洋参（另煎）5 g，五味子 6 g，甘草 3 g，大枣 4 枚。2 剂，水煎服。

二诊 产后出血基本停止，汗稍止，过 2 日，汗流如故，体温 37 ℃。白腻苔退。

方药 前方加附子（先煎）9 g，干姜 3 g，增加白术至 15 g，生地黄 30 g，山茱萸 30 g，浮小麦 15 g。6 剂，水煎服。

三诊 身体活动有力，头晕痛，阴道流血止但排恶露，四肢麻木，大便溏，每日1次，小便灼热，脉弱。

方药 熟附子（先煎）15 g，肉桂（后下）3 g，北姜6 g，西党参24 g，白术18 g，炙甘草3 g，生地黄30 g，五味子6 g。6剂，水煎服。服2剂安，6剂后诸症除而病愈。

按 本案患者腹泻日久，损伤脾胃，脾胃虚弱则气血生化乏源，不能荣养胎体，胎元不固，故为小产。小产后身体虚弱，腠理疏松，易感风寒之邪，营卫不和，卫外不固，且气血亏虚，不能固摄津液，故汗出不止，亦有不纳食等脾胃虚弱之象。治疗以调和脾胃之气为先，辅以养血滋阴止血，故以参苓白术散加减。气为血之帅，血为气之母，方中用人参、西洋参、白术补气以生血，然其气虚血瘀，佐以桃仁、三七粉以达止血祛瘀之功效。根据病证的变化，随证加减药物，方证对应，其效甚佳。

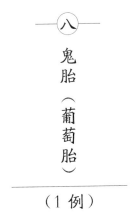

—八—

鬼胎（葡萄胎）

（1 例）

病案

卜某，女，41 岁，湖南衡东县人。

初诊 发现腹部肿块 2 年余，阴道流血半个月。前年 9 月发现小腹部有一肿块，不久后自行消散。去年 10 月小腹再次出现一团肿块，并渐渐增大，伴腹部隐痛至今年 11 月初，出现阴道间歇性出血不止，腰骶及少腹部不规律胀痛感，少腹发热，有压痛，放射至右上腹，冷饮反舒。现症背部微恶寒，喉痒，咳嗽剧烈时作呕，咳痰量多，头晕身疲，双足浮肿，心空而怔忡，胸满，小便灼热。苔白，舌下有瘀斑，脉沉滑涩。中医诊断：鬼胎（葡萄胎）。中医辨证：痰瘀内阻，气阴两虚。治法：祛瘀下胎，益气养阴。

方药 西党参 9 g，茯苓 9 g，橘红 10 g，法半夏 6 g，益母草 9 g，蒲黄（包煎）9 g，柴胡 9 g，黄芩 9 g，香附 9 g，川芎 9 g，大黄（后下）6 g，麦冬 12 g，沙参 15 g，白术 12 g，甘草 3 g，广木香 6 g。2 剂，水煎服。

二诊 葡萄胎全部排出，因下血过多而昏迷，厥逆有汗，医以四物汤加驴胶、人参、麦冬、艾叶 2 剂好转，继服秦艽、羌活等剂反烦躁不安，复诊脉微细，心悸，身疲，微流血，食欲尚可，下肢仍浮肿，苔白滑。

方药　西党参 12 g，陈皮 9 g，枳壳 9 g，白芍 9 g，麦冬 9 g，当归 12 g，茯苓 9 g，薏苡仁 15 g，驴胶（烊化兑服）9 g，生地黄 15 g，天花粉 12 g。4 剂，水煎服。

三诊　阴道间有血块流出，有灼热感，腹痛，排出瘀浊后痛减，多次发作，常于三餐时头昏身疲，体温 38 ℃，听诊心音正常，食纳尚可。

方药　当归 18 g，川芎 9 g，西党参 9 g，厚朴 9 g，延胡索 9 g，柴胡 9 g，白芍 9 g，生地黄 15 g，金银花 15 g，甘草 3 g，广木香 3 g。10 剂，水煎服。

四诊　流血量减少，5 日前夜间大出血 1 次，之后阴道时有流血，少腹持续性疼痛，进食后加重，排便后痛减，每日三餐发热，口渴，小便微灼，身倦，食欲减，脉数无力。

方药　当归 18 g，川芎 9 g，白芍 12 g，黄芩 9 g，黄柏 9 g，驴胶（烊化兑服）9 g，西党参 12 g，生地黄 15 g，郁金 6 g，桂枝 3 g，炙甘草 3 g。4 剂，水煎服。

五诊　食纳尚可，五心发热减轻，无腹胀，时有流血，每日 1～2 次，夜间无烦热，不渴，脉数。

方药　当归 24 g，川芎 9 g，白芍 9 g，黄芩 9 g，延胡索 9 g，黄柏 9 g，西党参 15 g，生地黄 15 g，甘草 3 g，桃仁 3 g，桂枝 3 g，郁金 6 g，驴胶（烊化兑服）12 g。10 剂而安。

按　本案病属葡萄胎，中医学属于"鬼胎"范畴。本病始见于《诸病源候论》，该书"卷之四十二"言"妊娠鬼胎候，夫脏腑调和，则气血充实，风邪鬼魅不能干之，若荣卫虚损，则精神衰柔，妖魅鬼精得入于脏，状如怀娠，故曰鬼胎也"。本案患者病证总属痰瘀内阻兼气阴血虚证，治疗以祛瘀下胎为主，佐以滋阴益气养血。前期方药以补益气血、清热化瘀止血为主，后期配伍养阴生津之品，共奏益气养血、祛瘀下胎之效。

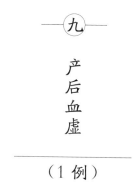

—九—

产
后
血
虚

（1 例）

病案

王某，女，32 岁，湖南长沙市人。

初诊　经水不行，伴畏寒、疲乏 1 年。诉分娩后大量流血，体虚易感，神疲乏力，经水未至，后经治疗月经来潮一次，量偏少，色淡，服大补之剂后反感心慌气短，头晕耳鸣，眼花，胃脘疼痛，食谷不化，特来求诊。现症见：经闭一年，口唇及指甲苍白，四肢不湿，畏寒，时有头前，心慌气短，腰腿及小腹疼痛不适，精神萎靡，身疲乏力，食欲不振，舌质淡，苔薄白，脉沉弱无力，时而一结。中医诊断：产后血虚。中医辨证：气血亏虚，元阳不足。治法：气血双补，温养元阳。

方药　十四味建中汤加减。人参（另煎兑服）9 g，白术 12 g，枸杞子 12 g，巴戟天 9 g，法半夏 9 g，麦冬 9 g，防己 9 g，天麻 9 g，蔓荆子 9 g，肉苁蓉 9 g，当归 15 g，阿胶（烊化兑服）12 g，炒酸枣仁 6 g，肉桂（后下）6 g，黄芪 15 g，炙甘草 6 g，附片（先煎）6 g，茯神 15 g。5 剂，水煎服。

二诊　面色由萎白转现红润，疲乏减轻，食纳欠佳，视物昏花，稍感心慌，月经未来潮。舌淡苔薄白，脉沉弱少力。

方药 人参（另煎）9 g，白术 12 g，枸杞子 12 g，巴戟天 9 g，法半夏 9 g，麦冬 9 g，防己 9 g，当归 15 g，阿胶（烊化兑服）12 g，炒酸枣仁 6 g，肉桂（后下）6 g，黄芪 15 g，附片（先煎）6 g，茯神 15 g，远志 3 g，桑叶 10 g，决明子 10 g，神曲 15 g。5 剂，水煎服。

三诊 精神转佳，食纳好转，四肢渐温，腹痛减，腹胀，时有耳鸣，无眼花，睡眠尚可。

方药 人参（另煎兑服）9 g，枸杞子 9 g，当归 15 g，阿胶（烊化兑服）12 g，肉桂（后下）6 g，黄芪 6 g，神曲 15 g，肉苁蓉 9 g，女贞子 15 g，山茱萸 12 g，桑寄生 9 g，续断 9 g，杜仲 12 g，菟丝子 12 g，沙苑子 12 g，炙甘草 6 g，砂仁（后下）6 g，厚朴 6 g。3 剂，水煎服。

四诊 腰痛及头痛减轻，畏寒减轻。舌淡苔薄白，脉沉而有力。

方药 人参（另煎兑服）9 g，枸杞子 9 g，法半夏 9 g，麦冬 9 g，当归 15 g，阿胶（烊化兑服）12 g，肉桂（后下）6 g，杏仁 6 g，神曲 15 g，肉苁蓉 9 g，女贞子 10 g，山茱萸 12 g，桑寄生 9 g，续断 9 g，菟丝子 12 g，沙苑子 6 g，砂仁 6 g，厚朴 6 g。3 剂，水煎服。

五诊 诸症皆减，食纳尚可，精神尚佳，月经仍未来潮。脉有力。

方药 枸杞子 9 g，当归 15 g，阿胶（烊化兑服）12 g，巴戟天 9 g，肉桂（后下）6 g，黄芪 6 g，神曲 15 g，肉苁蓉 9 g，山茱萸 9 g，杜仲 9 g，桑寄生 9 g，续断 9 g，菟丝子 9 g，沙苑子 6 g，炙甘草 6 g，厚朴 3 g。7 剂，水煎服。另外每日服用还少丹 6 g，每日 2 次。

以上诸方共服用 23 剂后，患者诸症均好转，头痛减轻，食欲大开、夜寐安，疲乏渐退，精神佳，四肢趋温。服药期间月经来潮一次，但量较少，时间较短。

按 《景岳全书》："产后气血俱去，诚多虚证，然有虚者，有不虚者，有全实……不得执有诚心，概行大补，以致助邪。"本案患者因分娩后大量流血，致气血亏虚，当气血双补之品，但患者脾虚无法运化吸收，予以大补之剂反引起患者不适。故需先以温中补虚之大法，温补脾肾之阳气。待阳气转复后，减其温阳之品，予加滋肾强筋骨之品，滋补肾阴，强健筋骨，使阴阳调和则疗效自显。

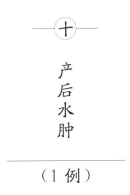

（1 例）

胡某，女，22 岁，湖南衡东县人。

初诊 产后浮肿伴厌食 9 个月。患者 9 个月前产一女婴后，面身浮肿，食欲减退，唯食蔬菜，精神不佳，情绪低落，大便溏薄，每日 2～3 次，间有便血。小便热灼，口渴喜饮热汤方觉畅舒，夜里喉间干燥，常常怕冷。腹胀痛，前医服辛热之品肿胀尤甚，喉间更干燥，便血更甚。现症见：遍身浮肿。舌红湿润，苔白滑，脉细。中医诊断：产后水肿。中医辨证：脾气亏虚，水湿不运。治法：健脾益气，利水消肿。

方药 茯神 15 g，黄芪 9 g，白术 12 g，天冬 12 g，猪苓 12 g，扁豆 9 g，车前子（包煎）12 g，生地黄 9 g，益母草 12 g，三七粉（冲服）3 g。3 剂，水煎服。

二诊 服药 3 剂，便血已无，肿胀略消，食欲稍好转。脉涩。

方药 麻黄 3 g，紫苏叶 9 g，桔梗 9 g，黄芪 12 g，桑叶 9 g，茯苓皮 9 g，白术 15 g，甘草 3 g，生地黄 12 g，大腹皮 9 g，知母 9 g，车前子（包煎）12 g。3 剂，水煎服。

三诊　服 3 剂后，无汗，胸腹及阴部肿胀已消，但又感咳嗽，踝部皮破渗清水。

方药　麻黄 4 g，紫苏叶 9 g，紫菀 9 g，款冬花 9 g，桑叶 9 g，茯苓皮 9 g，大腹皮 9 g，羌活 9 g，香附 9 g，生地黄 9 g，陈皮 9 g。3 剂，水煎服。

四诊　服药 3 剂，肿已大消，踝部渗清水如前，咳嗽止。脉细有力。

方药　麻黄 4 g，茯苓皮 12 g，白术 12 g，薄荷 3 g，生地黄 12 g，陈皮 9 g，大腹皮 12 g，桑叶 4 g，知母 9 g。3 剂，水煎服。服药后，水肿全消，数月后经水亦通。

按　本案患者为产后，劳伤气血，气血虚而脾胃弱，运化失调，导致水湿内停，壅塞肌肤，故面身浮肿，食欲减退，精神不佳，大便溏薄。但此患者并非一派虚象，患者小便灼热、口渴、夜间喉燥、舌红皆为热象，故服用辛热之品后热势肿胀尤甚。考虑到患者产后，不能过用寒凉药物，需活血养阴清热，健脾利水同调，初方用丹参、白芍、猪苓、益母草活血调经，天冬、知母等滋阴润燥，茯苓、桑白皮健脾利水，地肤子清膀胱湿热、利小便，虽便血已无，但肿胀消退不明显，后续加大利水发汗药物用量，以达水肿全消、经水亦通之效。

第章——儿科病证

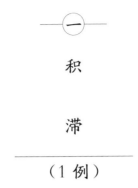

积

滞

（1例）

病案

李某，男，6岁，江西萍乡市人。

初诊 食欲差，消瘦，腹胀1年余。其父代诉于1年前始食欲差，不思饮食，恶闻食臭，逐渐消瘦，腹部按之如气囊，无压痛，夜间睡眠不安，身高发育稍滞后，曾去多家医院诊治，诊断"小儿消化不良""营养不良"，食欲仍未改善，大便恶臭，小便腥，舌苔白腻，舌下有瘀点，脉细涩。中医诊断：小儿积滞。中医辨证：湿浊内积，气滞血瘀，脾胃运化失司。治法：健脾导滞，活血祛瘀。

方药 健脾导滞化瘀汤（自拟方）。扁豆5g，鸡内金3g，山楂4g，法半夏2g，茯苓5g，红花1g，桃仁2g，丹参4g，甘草6g。4剂，水煎温服。

二诊 服完4剂药后，患儿欲思饮食，面有红润之色，大便仍恶臭，小便腥，腹胀明显减轻，舌脉无变化。药中病机，效不更方，复进4剂，水煎温服。

三诊 复进4剂后，患儿食欲已渐正常，腹不胀而软，大便恶臭，小便腥明显减轻，面色红润，脉滑软，舌下瘀点斑块消失，复以四君子汤善后。

　　按　本案患儿因"食欲差，消瘦，腹胀"来诊，有形体消瘦、大便恶臭、发育滞后等症，属于"小儿积滞"范畴。此案患儿因脾胃不和，运化失健，病久内生湿浊，阻滞气机使瘀血内生而成积滞，使脾更虚，治疗以健脾导滞。活血祛瘀，方中扁豆、法半夏、茯苓健脾和胃。以鸡内金、山楂消食导滞，患儿舌下有瘀点，脉细涩，为血瘀之象，佐以少量红花、桃仁、丹参活血之品以活血祛瘀。本案虚实并存，故消补兼施，使脾健运，积滞化，瘀血除，故第二诊时食欲转佳，药中病机，效不更方，复进4剂。第三诊时患儿食欲恢复如常，小儿脾常不足，予四君子汤调治，以巩固后天脾胃之气。对于顽固性小儿消化不良和营养不良伴有积滞兼血瘀证的患儿本方疗效甚佳。

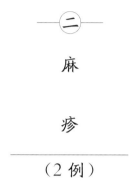

二

麻

疹

（2 例）

病案 1

王某，男，7 岁，湖南茶陵县人。

初诊 发热咳嗽 3 日。患者家属代诉 3 日前患儿受凉，随后体温高达 41 ℃，发热以上半夜甚，气急鼻扇而喘，无汗，手足发凉。有时妄语，唇红，目赤。查耳后皮疹隐隐舌赤，苔黄腻，脉浮数。中医诊断：麻疹。中医辨证：邪热闭肺。治法：辛凉宣透，清肺平喘。

方药 麻杏石甘汤加减。生麻黄 3 g，甘草 3 g，杏仁 4 g，僵蚕 3 g，前胡 6 g，莱菔子 4 g，生石膏（先煎）12 g，桔梗 6 g，淡豆豉 4 g，葱白 10 g。5 剂，水煎服。

二诊 患儿麻疹出透，疹色暗，目仍赤，间有鼻出血，腹痛下痢，微咳喘。脉数。

方药 银翘散加减。芦根 10 g，浮萍 4 g，牛蒡子 6 g，前胡 9 g，黄芩 6 g，黄连 3 g，甘草 3 g，桑白皮 7 g，淡竹叶 4 g，金银花 7 g，连翘 6 g，扁豆 4 g，淡豆豉 3 g，葱白 10 g。2 剂，水煎服。

三诊　服药后热退疹退，目赤全退，喘平，下痢止，午后微热，稍有咳嗽，此余热未减，以清热生津，以善其后。

方药　沙参麦冬汤加减。北沙参 6 g，麦冬 6 g，淡竹叶 6 g，桑皮 6 g，浙贝母 6 g，甘草 3 g，黄芩 4 g，枇杷叶 9 g，粳米 12 g。2 剂，水煎服。

按　由于我国 1965 年开始广泛进行麻疹减毒活疫苗预防接种，麻疹的发病率已大大下降，故临床上出现了不典型麻疹的病例，往往容易忽视导致治疗不及时，就诊时常合并有肺炎者不在少数。本案患者初诊时以发热咳嗽为主，因热灼肺胃又夹杂痰湿食积，治疗上以清热透表的麻杏石甘汤为主。二诊时发现麻疹已出，热毒正盛，立刻予以清热解毒透疹为主，为毒邪打开出路，治以银翘散加减。三诊时疹已渐渐消失，但余热未退，此由血分阴伤所致，治宜清余热养阴，予以沙参麦冬汤加减。整个治疗过程贯彻宣透解毒的原则，按照不同症状进行辨证分层治疗。诸药合用，共奏辛凉透表、清热解毒之功。

病案 2

季某，男，9 岁，湖南衡东县人。

初诊　发热 4 日，全身出现红疹 3 日，伴咳嗽谵语不安 1 日。病症初起发热 4 日，红疹斑点标现，再过 2～3 日布及全身，色红活顶尖凸起，热尚未退，伴咳嗽，夜中谵语不安。舌黑干燥，脉浮数。近期麻病盛行，伤亡亦多。中医诊断：麻疹并肺热病。中医辨证：邪热犯肺。治法：患者出现谵语不安，首先应通腑泄热，再者配合西药退热，抗病毒，后期以中药退热除烦，养阴固本，恢复体质。

方药　大黄（后下）4 g，芒硝（溶入汤液中服用）3 g，甘草 3 g。3 剂，水煎服。麻疹标现次序于经过及色质均佳，但热未退而谵语狂躁，舌黑干燥，预后比较不良。

二诊 初服 2 剂，排出大便数次，未得溏泻，谵狂已止。舌转赤红，服第 3 剂反而不泻。此晚气喘，鼻翼扇动，热亦如前，余见之警为肺炎之危症，麻后更属凶候，少未见有疗好者。心中忧甚，忽思西法有数验例，有先痢后麻之效。

方药 盐酸吐素肌内注射 1 次，口服盐规片 1 片。

三诊 注射后第 2 日，热度减低，呼吸急促。第 3 日舌赤红已退，呼吸仍促，食欲初开，大便每日 1 次。

方药 盐酸吐素，1/3 支肌内注射，每日 1 次，福白龙，半支肌内注射 1 次。

四诊 第 4 日证候如前，食欲增加，热度更低，舌质复常，肌内注射盐酸吐素半支。

五诊 呼吸较前缓和，时而龂齿，日晡潮热，鼻流清涕，口渴，便清，右面颊时颤动，引牵下唇。肌内注射盐酸吐素半支。

六诊 注射第 6 日，颤动引牵尤甚，热度复升，注射福白龙（为解热治疟之灵药）连用 2 日，每日半支。

七诊 呼吸时缓时急，至夜势高，而颤动已止。

方药 生石膏（先煎）9 g，大黄（后下）9 g。3 剂，水煎服。

八诊　诸症就减，改服大柴胡汤。

方药　柴胡 9 g，枳壳 9 g，黄芩 9 g，白芍 9 g，大黄（后下）4 g，法半夏 4 g，甘草 3 g，薄荷 3 g，皂刺 3 g。2 剂，水煎服。

九诊　夜热未撤，改服清热生津药。

方药　玄参 15 g，麦冬 9 g，天冬 9 g，生地黄 9 g，知母 9 g，白芍 9 g，黄芩 9 g，川芎 3 g，黄连 4 g，当归 5 g，甘草 3 g，生石膏（先煎）12 g。2 剂，水煎服。

十诊　遍身汗出，热解。舌质淡红稍干，脉细，方药同前，2 剂后全安。

按　本案为主编之祖父赵和正治疗麻疹性肺炎的典型病案。该患者为麻疹后肺炎，经过已近 20 来日中西医结合治疗后方庆安全。常思治病之难，尚有如此，每见病家屡屡更医尝试其药，因此轻者转重，重者转危，岂不冤屈于泉下者。

何廉臣翁云，浙江谓之时瘄，又称麻疹，苏州谓之疹子，又称痧子，名称因异地方而异，方药因证而殊，同一时瘄当按四时法治，春时用春温法，夏时用暑热法，秋时用秋燥法，冬时用冬温法。初起用辛凉开透法，液燥者佐甘寒，如鲜生地黄、鲜茅根之类。夹湿者佐淡渗，如生薏苡仁、泽泻、茯苓之类。火盛者佐咸寒，如犀角、羚羊角金汁之类。余曰麻疹虽有四时气候不同，治法自当依时按证而施。而其传染原因则一也。余予本案标出自家之心裁，引用前人之成法，方克底绩，细心精研，详加探索。盐酸吐素为主编之祖父创用治麻，于注射之后热度减低，呼吸减慢，或有抗麻毒之作用，尚待后来之研究。至于福白龙乃盐规片与樟脑之合剂，尤为治肺炎之佳品。乳酸钙确能镇痉。其他祛邪清热生津添液之药可称对症良方，堪为后来之佐证矣。

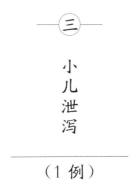

—三—

小
儿
泄
泻

（1 例）

病案

孙某，男，9 岁，湖南衡东县人。

初诊 腹泻 10 余次伴发热 1 日。患者昨天腹泻未消化物 1 次，继而有热，叫扰不安 1 夜，腹泻 10 余次，今早视便为黄酱色，体温 38.2 ℃。舌质红，苔黄腻，脉数。中医诊断：小儿泄泻。中医辨证：湿热蕴结肠胃，升清降浊功能失调。治法：解表清里，健脾利湿。

方药 葛根芩连汤加味。鲜葛根 10 g，槐花末 6 g，黄芩 6 g，黄连 3 g，甘草 3 g。2 剂，水煎服。

二诊 夜间偶有烦躁不安，大便次数较前减少，每日 3～4 次，肛周瘙痒潮湿，体温 38 ℃。舌红苔黄，脉数。

方药 鲜葛根 10 g，黄芩 4 g，黄连 3 g，防风 4 g，甘草 3 g。2 剂，水煎服。

三诊 大便每日 1～2 次，肛周瘙痒较前缓解，体温正常，无烦躁不安。舌红苔白，脉偏数。

方药 鲜葛根 10 g，黄芩 4 g，黄连 3 g，甘草 3 g。4 剂，水煎服。

随访患儿家属，诉已痊愈。

按 本案患儿为湿热泄泻，《伤寒论》第三十四条："太阳病，桂枝证，医反下之，利遂不止，脉促者，表未解也，喘而汗出者，葛根黄芩黄连汤主之。"葛根黄芩黄连汤以葛根为君，其性辛甘凉，轻清外发，既可解肌表之邪热，又能升清阳而止下利；黄芩、黄连苦寒，善清里热，厚肠胃，主治下利；槐花清肝泻火，归肝经、大肠经；甘草和中益气，调和诸药，全方共奏外解表邪，内清里热，故解表清里。第二诊时妙用防风，取其渗湿疏肝之用，以升阳渗湿，疏肝解郁，调和肝脾。故连服 2 剂，发热、泄泻等症状消失，仅见肛门痒痛潮湿。如《橘窗书影》："凡大热下利夹惊者，葛芩连也；昏睡不醒者，为重证；下利剧者，亦葛芩连也；缓者，葛根加黄连。"丹波元简云："此方移治滞下有表证，而未要攻下者，甚效。"故第三诊去防风，用葛根黄芩黄连汤清解下陷肛肠之湿热而泄泻自除。

附

经验良方26首

1. 初起风寒感冒方

【组方】紫苏叶 3 g，防风 5 g，葱白（连须）20 g，淡豆鼓 4 g，甘草 3 g。

【功效】祛风散寒。

【用法】上 5 药，水 300 mL 煎开，取药汁 150 mL 加红糖 10 g（糖尿病患者禁用）睡前服下，汗后可愈。

2. 化痰止咳方

【组方】陈皮 10 g，茯苓 15 g，桔梗 10 g，青盐 15 g。

【功效】化痰止咳。

【用法】上药碾末合匀，入瓷器内储藏。每日早晨和临睡前各服 4 g，开水冲服。

3. 肺热咳嗽咯血痰方

【组方】金不换（草药鲜品）20 g，红丝线（草药鲜品）30 g，白及 15 g，百合 20 g。

【功效】清热化痰，止咳止血。

【用法】上 4 味药，水煎服，每日 1 剂，分 2 次服。

【注意】孕妇禁用。

4. 消化性溃疡方

【组方】鸡内金 100 g，煅瓦楞子 100 g，白术 130 g，白及 60 g，海螵蛸 60 g，鸡蛋壳（炒焦研粉）100 g，全麦面粉（炒焦）100 g。

【功效】制酸止痛，补中益气，健脾和胃。

【用法】上 7 味药打粉过筛、玻璃瓶装密闭，早、晚饭前每次 10 g，开水冲服，每日 2 次。

5. 胃下垂方

【组方】黄芪 30 g，陈皮 10 g，焦白术 12 g，葛根 20 g，木香 6 g，党参 15 g，肉豆蔻 9 g，砂仁（后下）6 g，柴胡 10 g，升麻 10 g。有痰湿者，加法半夏、陈皮；恶心呕吐加藿香；少腹寒者，加艾叶、小茴香；消化不良加鸡内金。

【功效】温阳行气，健脾化湿。

【用法】水煎服，每日 1 剂，分 2 次温服。

【注意】孕妇禁用。

6. 胃脘胀痛方

【组方】蛤蜊粉 20 g，茯苓 20 g，厚朴 20 g，白术 30 g，砂仁 10 g，煅瓦楞子 30 g，海螵蛸 20 g。

【功效】制酸止痛，健脾和胃，行气化痰。

【用法】上 7 药打粉，装瓶，每服 5 g，每日 2 次，早晚餐前服。

【注意】孕妇禁用。

7. 脾虚泄泻方

【组方】炒白术 60 g，黄芪 40 g，鸡内金 30 g，扁豆 50 g，升麻 15 g，葛根 30 g。

【功效】补脾益气，温中止泻。

【用法】上 6 味花打粉，制成水丸。每服 10 g，米汤送服，每日 2 次。

8. 少年白头方

【组方】桑叶、当归、鸡血藤、女贞子、山茱萸、五味子、黑豆、桑椹、墨旱莲、覆盆子各等分。

【功效】滋阴养血，乌发生发。

【用法】上 10 味药打粉过筛，制成丸剂。每次 6 g，早晚各服 1 次，温水送服。

9. 乳腺增生方

【组方】佛手 10 g，天花粉 12 g，蒲公英 20 g，当归 10 g，川芎 12 g，赤芍 12 g，龙胆 6 g，浙贝母 10 g，青皮 12 g，柴胡 12 g，郁金 12 g，皂角刺 12 g，制香附 12 g，王不留行 20 g，夏枯草 15 g，生麦芽 30 g，丝瓜络 15 g，甘草 3 g。

【功效】解表散结，活血化瘀，通乳消胀，敛疮止痛。

【用法】水煎服，每日 1 剂，早晚分 2 次服。

【注意】孕妇及哺乳期妇女禁用。

10. 面色红润方

【组方】桃花 150 g，党参 200 g，丹参 60 g，玫瑰花 30 g，红花 10 g，茉莉花 20 g，

白芷 150 g，山药 100 g，芡石 100 g。

【功效】益肺健脾，活血养血，改善面部皮肤血液循环，使面色红润。

【用法】上 9 味碾末玻璃瓶装，饭后服 6 g，每日 2 次。

【注意】孕妇及哺乳期、月经期妇女禁用。

11. 雀斑方

【组方】芙蓉花 10 g，野白菊花 10 g，杏仁 20 g，土鸡蛋 1 枚，野生蜂蜜 4 mL，新鲜黄瓜汁 6 mL。

【功效】促进皮肤微循环，使皮肤红润光泽，改善雀斑，减少脸上的色素沉着，减少毛孔堵塞。

【用法】芙蓉花、野白菊花杏仁晒干研成细粉，取用鸡蛋清和野生蜂蜜、新鲜黄瓜汁和上药细粉调匀，每晚睡前涂面部，次日清晨用温水洗去，每日 1 次，7 日后显效。

【注意】孕妇、哺乳期妇女及虚寒体质者禁用。

12. 妇女红白带方

【组方】禹余粮 30 g，美人蕉根 30 g，金樱子 15 g，芡实 15 g，艾叶 15 g，川芎 7 g，黑豆 15 g，白术 15 g，黄芪 12 g，阿胶（烊化）10 g，陈皮 10 g。

【功效】益气健脾补血，滋肾清湿止带。

【用法】水煎服，每日 1 剂，分 2 次服。

13. 小儿长期厌食方

【组方】神曲 6 g，白术 12 g，太子参 6 g，山楂 9 g，扁豆 6 g，鸡内金 3 g，麦芽 8 g，丹参 4 g。

【功效】健脾开胃，消食化积，活血导滞。

【用法】水煎服，每日 1 剂，分 2 次饭前服，连服 6～8 日。

14. 小儿遗尿方

【组方】小茴香 10 g，鹿角霜 10 g，韭菜子 10 g，煨姜 10 g，益智 20 g，麻黄 6 g，生葱白 3 根。

【功效】温阳散寒，固肾缩尿。煨姜、小茴香鹿角霜、韭菜子、益智散寒温肾固摄，葱白可以促进腹部的血液循环，麻黄散寒通络走膀胱经而达病所，上药共用缓解由于感受外寒及肾阳不固摄症状，对小儿遗尿的症状有很好的治疗作用。

【用法】将上药打粉和生葱白捣烂，每晚睡前敷于肚脐，用布包好，次日揭去，连用 3～5 日。

15. 儿童缺钙方

【组方】鲜牡蛎肉 20 g，虾皮 25 g，海带 50 g，黄豆 20 g，花生 20 g。

【功效】补钙，促进小孩生长发育。牡蛎、海带和虾皮均属于高钙的海产品，牡蛎肉和海带富含钙碘锌等多种营养成分，25g 虾皮中含有 500 mg 的钙。5 种食物同时服用可以补充钙和多种微量元素。

【用法】5 种食物一起煮汤，加香油食用，每日 1 次，连用 7 日。

16. 小儿轻度腹泻效方

【组方】大米 70 g，芡石 20 g，扁豆 10 g。

【功效】益气养胃，健脾止泻。

【用法】将大米放置在洗干净的铁锅内，微火炒至稍黄后，加芡石、扁豆用冷水 500 mL 浸泡 30 分钟后再微火煮沸 30 分钟。取药汁 150 mL，加入白糖 5 g，食盐 0.5 g，充分搅拌溶解后，分 2 次温服。

【注意】糖尿病患者禁用。

17. 偏头痛方

【组方】川芎 6 g，生白芍 20 g，生牡蛎 20 g，藁本 10 g，郁金 10 g，柴胡 6 g，香附 6 g，白芥子（包煎）6 g，白芷 6 g，甘草 3 g。

【功效】疏肝解郁，平肝潜阳，行气化痰。

【用法】水煎服，每日 1 剂，分 2 次温服。

【注意】孕妇禁用。

18. 老慢支哮喘方

【组方】化橘红 10 g，半夏 9 g，茯苓 10 g，灵芝 10 g，五味子 6 g，白前 10 g，紫苏子（包煎）6 g，枳壳 6 g，桔梗 6 g，海浮石 10 g，麻黄 4 g，杏仁 6 g，前胡 9 g，白术

10 g，黄芩 9 g，苇茎 12 g，甘草 6 g。

【功效】理气化痰，肃肺平喘。

【用法】水煎服，每日 1 剂，分 2 次温服。

【注意】孕妇及哺乳期妇女禁用。

19. 面瘫验方

【组方】天麻 10 g，全蝎（研末）3 g，僵蚕 6 g，制白附子 9 g，荆芥 9 g，桔络 6 g，防风 10 g，当归 15 g，白术 10 g，活血藤 15 g，钩藤（后下）10 g，葛根 20 g，白芷 6 g，升麻 10 g。

【功效】祛风通络，化痰解痉，活血养经。

【用法】水煎服，每日 1 剂，分 2 次温服。

【注意】避风寒，孕妇哺乳期妇女禁用。

20. 关节炎（包括关节炎、风湿性关节炎、类风湿关节炎）方

【组方】食用细盐 500 g，花椒 50 g，葱须 50 g，桂枝 50 g，生姜 50 g，姜黄 30 g，乳香 30 g，没药 30 g。

【功效】温阳散寒祛湿，活血止痛。

【用法】食用细盐放锅内炒热，再加上述各药炒至烫热，稍后一起用厚布包好趁热敷患处至盐凉（注意温度，避免烫伤），每日 2 次，连用 1 周。

【注意】孕妇及哺乳期妇女禁用，避风寒忌冷水。

21. 坐骨神经痛方

【组方】食用细盐 500 g，大伸筋 100 g，活血藤 50 g，红花 20 g，艾叶 50 g，千斤拔 50 g，五加皮 50 g。

【功效】温阳祛湿，活络止痛，强筋壮骨。

【用法】食用细盐放锅内炒热后加上述其他药物再炒烫热，稍后一起用厚布包好趁热敷患处至盐凉（注意温度，避免烫伤），每日 2 次，连用 7 日（盐可以反复使用）。

【注意】孕妇哺乳期妇女禁用。

22. 黑发方

【组方】女贞子 300 g，墨旱莲 200 g，黑芝麻 200 g，桑椹 300 g，桑叶 70 g，鸡血藤

100 g，当归 200 g。

【功效】补益精血，滋肝养肾，黑发健脑。

【用法】上 7 味药一起炒干打粉，用白糖水调服，每次 10 g，每日 2 次，连服 1 个月。

【注意】忌蚕豆和酒，孕妇及糖尿病人禁用。

23. 小肠疝气方

【组方】制香附 40 g，川楝子 20 g，川芎 10 g，乌药 30 g，炒茴香 40 g，川牛膝 30 g，荔枝核 20 g。

【功效】疏肝行气，温阳止痛。

【用法】研为细末，用酒下 10 g。每日 2 次，痛止药停。

【注意】孕妇及不能饮酒者禁用。如小肠疝发生嵌顿，出现腹部的剧烈疼痛、恶心、呕吐，停止排气，排便、腹胀，则立即送大医院胃肠外科紧急处理。

24. 急性阑尾炎方

【组方】芒硝（入汤药溶化服）9 g，厚朴 10 g，大黄（后下）15 g，枳实 9 g，冬瓜子 20 g，桃仁 9 g，牡丹皮 6 g，败酱草 20 g，槟榔 10 g，延胡索 15 g，白术 10 g，甘草 6 g。

【功效】行气通腑，泄热散结。

【用法】水煎服，每日 1 剂，分 2 次温服。

【注意】大便溏泄则停药。孕妇禁用。

25. 外伤出血方

【组方】鲜韭菜汁 200 mL，生石灰 60 g，三七粉 20 g，白及 20 g，血余炭 20 g，花蕊石 20 g，百草霜 20 g。

【功效】止血止痛，消炎杀菌，化淤生肌。

【用法】将上述药中生石灰加水变成熟石灰粉末，把白及、血余炭、花蕊石、百草霜打成粉沫过筛，再与三七粉、熟石灰粉充分和匀后加入鲜韭菜汁调匀阴干，装入小口瓶密封，外伤时消毒伤口后敷伤口处，绷带包扎。每天 1 换。同时需注射破伤风抗毒素（需做皮试）。

【注意】孕妇及哺乳期妇女禁用。

26. 烧烫伤方

【组方】寒水石 30 g，地榆炭 30 g，大黄炭 30 g，生地黄炭 30 g，虎杖 30 g，黄连 20 g，黄芩 20 g，甘草 10 g。

【功效】清热泻火，解毒止痛。

【用法】碾成粉过筛，兑麻油调药粉，外用。

【注意】消毒清洗烧面并注射破伤风抗毒素（需做皮试）。无痕烧伤的会起水疱，要将水疱抽取并消毒好，反复涂抹上述药粉。

名医传记

生老病死，人生之大事，救死扶伤，君子之乐事。感人生之苦短，历世间之沧桑，而立志业医以做除疾之要事，善莫大焉！赵氏四代，皆习岐黄之术，传承百年，渊远流长，祖辈医术，惠及一方，美德人品，山高水长。今作文以记之，继往开来，幸甚至哉。

赵氏吾家从事中医，已历四世，抚今追昔，缅怀先祖前辈治病救人事迹不禁感慨万千……

曾祖赵秋雍红面道林老人

赵氏行医自曾祖赵秋雍老人起传至先祖父赵和正老先生再至先父赵辉煌老先生绵延至我辈已有百余年。辨证施治，师承相传，自成一脉，既遵祖国医学之宗旨，又灵活变化自成一体。曾祖赵秋雍老先生是当地有名的得道民间医生，他崇奉道教，遵从道法自然、以道治道的规律，并将之参合进其辨证施治的思想里，对诸多疑难杂病均有惊人的治疗效果。因年代久远，其所记录的手稿资料大多流失，只极小部分体现于祖父的临床诊疗验案中，实属可惜。我辈从小就听闻曾祖的德艺双馨，不仅医技高超，更是以医德服人。自古"医道同源"，受道家思想影响，曾祖施治于人，本着道发自然追求长生久视，视人命为千金的道法观念，从来都是竭力救治，不计成本，不论善恶贫富。因当时条件艰苦，上山下水，曾祖从不顾风吹日晒，长久以往满面通红，乡亲们亲切地称呼他为"红面老人"。同时曾祖一直注重形神兼养的养生之道，对养身与养心的平衡颇有把握。曾祖一生救死扶伤，不为名不为利，实为赵氏后辈行医之典范。

祖父赵和正民间国医高手

祖父自幼聪颖勤奋，在其父的指导下熟读中医经典《黄帝内经》《温病学》《伤寒杂病论》《濒湖脉诀》，通晓西医，术业精湛，是衡山、衡东县最早使用西药的医生。其医术惠及邻近 10 余县的乡亲。先祖父和正老先生非但医术精妙，更是善于总结经验，阐述医学理论和原理，倾毕生之心血编撰一部《病性处方学》共 10 册，约 260 余万字。该书按系统编著，包括了内、外、妇、儿、五官、针灸各科，记录了许多行之有效的真实病案，从具体病证病例的理法方药中无不体现了辨证施治的思想，是一部中医临床使用价值极高的目前尚未出版的中医手稿著作，如纯中药治疗晚期食管癌病案数例，均已治愈；采用针刺治疗精神分裂症数例，无不应手取效；采用中西结合治疗"心脏扩大""心肌炎""阴茎肿瘤"都有独特的治疗效果甚至痊愈。祖父一生清贫行医于最低层普通百姓之中，他的一辈子确是：两袖清风归家去，一生事业时后人……

父亲赵辉煌良医大善之贤人

先父赵辉煌老先生行医湖南衡东、衡山、攸县近四十余载，是乡镇卫生院的一名医师。最早曾在乡间业儒当私塾老师，当时因两位先兄罹患"流行性脑脊髓膜炎"，发病急骤，未及时救治而夭折，那时祖父亦在外地行医良久未归。父亲感身无医术，悲亲子之未救，乃发奋随祖父习医，挑灯夜读，常因疲倦被灯火烧掉眉毛头发不知多少次。在祖父的教导和自身苦读下，医术进步很快。当时小儿麻疹大肆流行又无疫苗，传染、死亡率极高。听父亲说，他当时在衡东县的鱼形乡（现在的荣恒镇）、杨桥乡、杨林镇治愈了上千余例小儿麻疹患者。父亲近40年行医如一日，披风雨，顶烈日，寻草药于高山深壑之间，施医术于千家万户，活人无数。中、西、草、针相结合，为患者省钱治病，小钱治大疾，无钱也治病，为患者无偿贴补医药费用不计其数。针灸和中草药是祖国医学的一个重要组成部分，对于诸多疾病治疗效果相当好，是不花钱就可治好许多疾病的简便方法，因而深受广大群众喜爱。用中草药治疗如脓疱、疖肿、皮炎、烫火伤、痢疾、咳嗽、小儿疳积等，只要运用得当，无不是药到病除。曾记得读小学四五年级时跟随父亲在田野、山上认草药，采用草药治病，至今记忆犹新，现在我还认识草药200余种以上。父亲任劳任怨，不计较得失之态度是我极少见到的，他是真正树立了为人民服务的思想，故深得十里八乡的乡亲敬仰。父亲退休以后不顾高龄，仍行医在千家万户之中，自曰："战场上死，不亦乐乎！"终如其言，归在夜间出诊路上！出殡那天，自愿送葬之人达数千之众，真是生荣殁哀之良医贤人也。

继往开来，传承发展中医药，任重道远

我辈生逢盛世，从小立志做一名优秀中医师，小学未毕业就在父亲的督促下熟读熟背"四诊心法要诀""药性三字经"共500味中药顺口溜，及汤歌100余首。犹记得当时肺结核发病率高，链霉素作为一线药物，常肌内注射达半年以上；关节炎发病率也很高，扎针一个疗程就是10日左右，因此无偿为乡亲们打针、扎针多少人次也难计其数，故现在虽未做这些工作，但打针输液和扎针认药仍非常熟练。读初中时经常为下和同学诊治小病，居然也很有效，老师和同学经常叫我"小医生"或

"半个医生"。本人之医技深得家父悉心指导，后进湖南中医药大学研读获硕士学位，又在中南大学湘雅二医院进修内分泌代谢病1年。从小学到研究生期间，学习刻苦，待己以严，深得老师喜爱，吾平生最为敬重的也是我的老师们。现行医30余年，本着一切为解除患者的疾苦为出发点，对来诊患者给予充足的人文关怀。曾成功抢救有机磷农药中毒不下700余例；纯中药加草药治疗湿温病（肠伤寒、副伤寒）逾1000余例，比使用抗生素沙星类药物效果更显著；采用祖父祖传之方药治疗4例食管癌都症状逐渐消除并治愈；对消渴、胸痹心痛、中风后遗症、胃脘痛、失眠、痛经、虚劳病有独特的治疗经验；对中医养生有较深的了解和研究，能有效地对患者进行心理、运动、饮食、起居方面的指导。实为赵氏中医人才继往开来具有发展远见的一代名中医，但学无止境，现时常对于临床一些疑难疾病的治疗效果还感到不尽人意，有时甚至束手无策。《黄帝内经》云："言不可治者，未得其术也。"吾自当继续努力钻研，不断提高医术水平，以古圣先贤为榜样，为解除天下苍生之疾苦，精勤不倦，奋斗不止！